手技や判読のコツが動画で確認できる

産科超音波検査ポケットブック

動画＆WEB解説
http://www.nissoken.com/1853/index.html

動画，WEB解説は書籍の購入者特典として作成したものです。購入者が個人的な利用のために，コンテンツをダウンロードしたり，プリントアウトしたりすることは構いませんが，これらを他のサイトや印刷媒体に転載したり，商用目的として利用したりすることはできません。その他，著作権法で規定されている範囲外において，コンテンツを著作権者に無断で使用することはできません。

はじめに

　産科診療において，超音波検査は必要不可欠な検査となっています．妊娠の確認から始まり，異常妊娠の診断，胎児発育や健康状態のチェック，胎児形態や性別の確認，胎位・胎向の確認，胎盤や臍帯異常の有無，多胎妊娠の診断，切迫早産の管理，異常分娩や産科救急疾患の確認などあらゆる場面で超音波検査は活躍します．

　一方，超音波検査は医師だけではなく，超音波検査士，臨床検査技師，診療放射線技師，助産師，看護師の皆様にも施行することが許可されています．従来，産科領域では超音波検査は主に医師が行ってきましたが，近年の社会情勢の変化に伴い，多くの施設に助産師外来も開設され，最近では助産師や看護師の皆様にも超音波検査を修得していただき，積極的に超音波検査に携わっていただくことが望まれるようになりました．

　しかし，超音波検査のスキルアップは決して容易ではありません．超音波検査は妊婦にも胎児にも安全性が高く，装置さえあればいつでもどこでも繰り返し検査を施行できますが，正確な所見を得るためには，日々の修練と努力が必要です．技術を向上させるために研究会や講習会に参加することも大切ですが，最も大切なことは日々検査の経験を積み重ねていくことであり，少しでもよいので毎日超音波診断装置に触れ，実際にプローブを持って妊婦や胎児の超音波検査を施行することが重要です．さらに，超音波検査を施行するのであれば，適当に診るのではなく，妊婦や胎児のために自分のできる範囲で一生懸命診る心構えが必要であり，その気持ちが技術の向上にもつながります．

　さて，すでに7年前になりますが，2011年に超音波検査の初心者の方々を対象に，超音波プローブの持ち方や実際の走査法，胎児推定体重の算出法，胎児健康状態のチェック，正常胎児形態の確認などを，動画と連動しながら解説するCD-ROM教材を日総研出版より刊行しました．今回その内容をさらに充実させると共に，妊娠初期のチェックポイント，多胎妊娠の診断，頸管長の測定，前置胎盤の診断などの項目を加えたポケットブックを刊行することとなりました．ポケットブックの内容は，WEB上から動画と連動させることが可能です．また，胎児形態のチェックポイントに関しては容量が多いためWEB解説とし，WEB上で閲覧可能といたしました．

　超音波検査の技術向上のために，本ポケットブックをぜひ活用していただきたいと思います．

2018年3月　　正岡　博

CONTENTS

第1章 超音波検査を始める前に知っておいてほしいこと

産科診療における超音波検査の意義 4
妊婦に対する看護師・助産師による超音波検査 4
出生前超音波診断 6
超音波検査の胎児への影響（超音波検査の安全性）................................ 7

第2章 超音波検査のイロハ

超音波検査はどんな検査？ 8
プローブの持ち方と走査の仕方 13
プローブの種類と方向 15
良い画像を得るための操作法のコツ 18

第3章 妊娠初期超音波検査のチェック項目

胎嚢・胎芽・胎児心拍の確認 22
妊娠週数の評価 23
異所性妊娠の診断 24
妊娠初期〜中期の胎児形態異常の診断と超音波胎児発生学 29
染色体異常の超音波検査マーカー 34
    胎児項部浮腫（nuchal translucency：NT）..................................... 34
    鼻骨（nasal bone）の有無 39
    顔面角（Frontmaxillary facial angle：FMF）の計測 39

第4章 多胎妊娠の診断と管理

双胎妊娠の分類 40
双胎妊娠の膜性診断の重要性 41

第5章 前置胎盤の診断

経腟超音波所見による前置胎盤の診断と分類 ... 50

第6章 頸管長の測定

頸管長と早産リスク ... 56
頸管長の計測法 ... 58

第7章 胎児推定体重の算出と発育の評価

胎児推定体重（EFW：Estimated Fetal Weight）の算出 ... 62
児頭大横径（Biparietal Diameter：BPD）の計測 ... 66
胎児腹部周囲長（Abdominal Circumference：AC）の計測 ... 75
胎児大腿骨長（Femur Length：FL）の計測 ... 81
胎児推定体重の評価 ... 83

第8章 胎児の健康状態（well-being）のチェック

主なチェック方法 ... 86
羊水量の測定 ... 91
呼吸様運動 ... 98
筋緊張・胎動のチェック ... 99
胎児のさまざまな行動・表情 ... 99
超音波血流計測と胎児発育遅延 ... 101

第9章 分娩室での超音波検査

回旋異常の診断 ... 107
嵌頓胎盤（癒着胎盤疑い） ... 108
子宮内反症 ... 109

第1章 超音波検査を始める前に知っておいてほしいこと

産科診療における超音波検査の意義

　超音波検査は，産科診療において，妊娠初期から出産までのすべての時期において必要不可欠な検査である。

時期	検査方法	検査内容
妊娠初期	主に経腟超音波	・胎芽・胎児心拍の確認 ・異常妊娠の診断（流産・異所性妊娠） ・妊娠週数と予定日の決定 ・多胎妊娠の診断（膜性診断）
妊娠中期〜後期	経腟あるいは経腹超音波	・胎児の発育と健康状態のチェック（推定体重，羊水量，血流計測，胎動） ・切迫早産の診断・管理（子宮頸管の形態，頸管長の測定） ・胎盤・臍帯異常のチェック（前置胎盤，常位胎盤早期剝離，臍帯過捻転） ・胎位・胎向のチェック ・胎児形態異常の診断（頭部・胸部・心構築・腹部・四肢・脊柱） ・性別の確認 ・４D超音波（胎児顔貌，胎児行動）
分娩・産褥期	経腟あるいは経腹超音波	・胎位・胎向・回旋異常の確認 ・異常出血の原因診断（弛緩出血，血腫形成，子宮内反症） ・癒着胎盤・嵌頓胎盤に対する処置の補助 ・胎盤・卵膜遺残の確認

妊婦に対する看護師・助産師による超音波検査

■ 施行する資格を持つ者

　医師，超音波検査士，臨床検査技師，診療放射線技師，助産師，看護師

■ 超音波検査の有用性

・妊婦に対して安全性の高い検査であり，超音波診断装置さえあれば，いつでもどこでも繰り返し検査を施行すること

ができる。
- 患者とコミュニケーションを取りながら検査を施行することが可能（現在の症状や状態などの情報を収集しながら，妊娠・分娩・産後の不安などに分かる範囲で相談にのる）。

■ 超音波検査を施行する場合の注意点
- 各施設で検査中に患者に伝えてもよい所見とそうでない所見を，医師と相談して決めておく必要があり，患者に不安を与える言動は控える。
- 検査所見を正確に収集する必要があり，不明な所見は「所見不明」として医師に報告する。

■ とにかくまず超音波プローブを持ってみよう
- 超音波検査を施行するには，ある程度の修練が必要である。最初は比較的簡単にできることから始める。

超音波検査の
ピラミッド

難 ↑
胎児心臓
胎児形態異常
羊水量，血流計測
性別の確認，4D超音波検査
胎児推定体重の算出と発育の評価
胎位，分娩時の回旋，胎児心拍の確認
↓ 易

■ 妊婦健診における超音波検査の目的
　ほとんどの妊婦の超音波所見は正常である。**異常所見を見つけることではなく，正常であることを確認することが重要**。
　また，正常か異常かはっきりしない偽陽性が必ず存在する。正常所見が確認できない場合は精査を行う。

妊婦と医療者で求める内容が異なる場合がある。

妊婦	医療者
・胎児が元気か？ ・大きくなっているか？ ・性別は？ ・赤ちゃんの顔を見たい	・胎児の健康状態・発育 ・形態異常の有無 ・胎盤・臍帯・羊水の異常の有無

医療者側に必要となる所見を確実にチェックしながら，必要に応じて，妊婦の希望する所見をチェックする。

出生前超音波診断

■ 出生前超音波診断の意義
出生前診断により出生後の治療をスムーズに行うことが可能となる。一部の先天性心疾患や横隔膜ヘルニアなど，明らかに予後が改善すると思われる疾患がある。

また，出生後の対応や治療に対し，あらかじめ両親の心の準備ができる。

■ 倫理的問題
超音波検査施行前に「胎児異常に関する情報提供」を希望するかどうかを確認する必要がある（知りたくない権利もある）。➡**超音波検査の承諾書**

情報提供を希望するかどうかはっきりしない妊婦に対しては，慎重に対応する必要がある。

人工妊娠中絶が可能な妊娠21週以前の診断と説明に対しては，十分慎重に対応する必要がある。

妊娠21週以前の出生前診断の問題点
疾患ごとの予後を十分認識した上で的確な対応をする必要がある。

現時点では 予後不良な疾患	・無脳症　・タナトフォリック骨異形成症 ・Body Stalk Anomaly ・18トリソミー　・13トリソミー →21週以前の診断が望まれる
児の予後が 明確ではない状態	・NT肥厚　・鼻骨の低形成　・21トリソミー ・水頭症　・二分脊椎　　　・髄膜瘤
児の生命予後には 無関係な疾患	・口唇口蓋裂　・多指症 ・合指症　　　・四肢の欠損
出生後の治療法が進歩し 予後が改善している疾患	・先天性心疾患　　・口唇口蓋裂 ・横隔膜ヘルニア　・臍帯ヘルニア ・腹膜破裂

最も問題となるのはどれか？
❶ 経験がなく出生前診断ができなかった
❷ 出生前に超音波検査で見つけたが，診なかったことにした
❸ 出生前に超音波検査で診断し，その内容を説明したが，説明が不十分であった

❶❷❸のいずれも良いとは言えない。妊婦が「胎児異常に関する情報提供」を希望する場合は，可能な限り出生前診断を正確に行い，さらに十分な説明をする必要がある。自分の能力では診断・説明が不可能と判断した場合は，正確な診断・説明が可能な施設に紹介する。

超音波検査の胎児への影響（超音波検査の安全性）

　通常の超音波断層法（経腟走査・経腹走査，３D・４D超音波）の安全性は高く，長時間・複数回の検査を施行しても問題はない。
　パルスドプラ法，カラードプラ法に関しても安全性は高いが，超音波の出力がやや大きいため長時間の検査は避ける。特に妊娠初期は，パルスドプラ法，カラードプラ法による検査を極力避ける。

第2章 超音波検査のイロハ

超音波検査はどんな検査？

生体内に超音波を発射し，臓器・組織から返ってくる反射波（エコー）の特性を利用して生体内を映像化する技術。

■ 超音波検査の種類
超音波断層法：Bモード

超音波を生体内に照射し，いろいろな深さから反射して返ってくる超音波の強度を輝度の強弱に変換して，断層面を映像化する方法。

超音波は生体内を約1,540m/secの速度で伝搬するため，反射波の返ってくる時間を計測することで反射源の位置（深さ）が分かる。さらに反射波が強い部分は明るく，反射波が弱い部分は暗く表示し，画像を作成する。

● Bモード断層像（2次元）

生体内に照射する超音波ビームを2次元平面上で電気的に移動（走査）し，2次元断層像を作成する（静止画あるいは動画）。

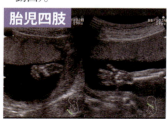
胎児四肢

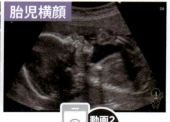
胎児横顔

動画2-01

● 3D超音波（3次元）
　静止した立体画像。超音波断層面を機械的あるいは電子的に移動し、得られた複数のBモード断層像からコンピュータ処理により3次元画像を構築する。

● 4D超音波（4次元）
　一定の時間間隔で構築した複数の3次元画像を連続して表示し動画として観察する。
　3次元＋時間＝4次元

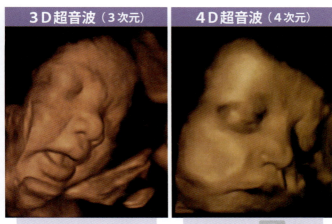

3D超音波（3次元）　妊娠36週

4D超音波（4次元）　妊娠35週

参考 超音波のモードとは？

● Bモード (Brightness：輝度)

超音波の反射波の強度を輝度の強弱に変換して画像を作成する。1本の超音波ビームでは1次元像しか得られないが、超音波ビームを走査することで2次元画像を作成することができる。一般的な超音波画像は、Bモード画像を指す。

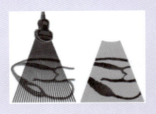

● Aモード (Amplitude：振幅)

超音波の反射体の深さを縦軸、反射波の強度（振幅）を横軸に表示することにより、反射体や物質の境界面がどの深さにあるかを認識する。臨床的には最近あまり使用されていない。

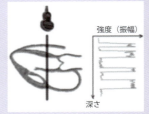

● Mモード (Motion：時間変動)

Bモードと同様に反射波の強度を輝度の強弱に変換し画面表示する。その際、超音波ビームは同じ位置に固定し、表示された超音波ビームの1次元像を時間と共に横方向に移動し、反射体の深さを縦軸、時間を横軸に表示し画像を描く。反射体が動

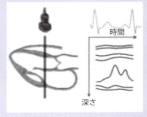

いてその位置（深さ）が時間と共に移動する様子が観察できる。心臓の弁や心筋の動きなど、動きのある部位を経時的に観察する目的で使用される。

超音波ドプラ法

　ある周波数の超音波を血管内を流れている赤血球に当てると，反射した超音波は，赤血球の移動速度と方向により周波数が変化する（ドップラー効果※）。この原理を利用して血管内の血流の方向と速度を計算して画像表示する。

$$v = \frac{c}{2\cos\theta} \times \frac{fd}{fo}$$

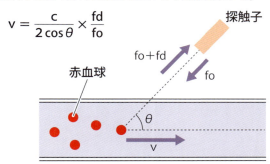

v：血流速度　　c：音速　　θ：超音波ビームと血流方向のなす角度
fd：移動する反射体に対するドプラシフト周波数
fo：プローブの送信周波数

※ドップラー効果

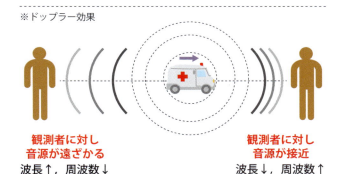

観測者に対し音源が遠ざかる
波長↑，周波数↓
→低音に聞こえる

観測者に対し音源が接近
波長↓，周波数↑
→高音に聞こえる

●パルスドプラ法
　血流の流れる速さの変化が見える。超音波断層像上に設定したサンプル領域の血流を連続記録し、血流速度の時間的な変化を表示する。

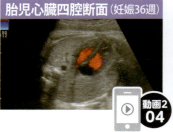

●カラードプラ法
　血流が存在する部位と流れる方向をBモード画像上にカラー表示する。探触子に 近づく血流→赤色　遠ざかる血流→青色

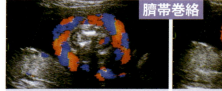

●パワードプラ法
　血流分布をBモード画像上に詳細に表示できる。ドプラ法にて得られた信号の量（パワー）を基に血流を表示する。

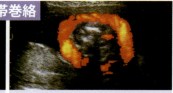

カラードプラ法
血流の分布と血流方向をカラー表示する。ただし、超音波ビームに直交する血流は表示できない。

パワードプラ法
血流方向に関係なく、血流の分布を詳細に表示することができる。超音波ビームに直交する血流も表示可能。

プローブの持ち方と走査の仕方

■ 超音波検査施行時の検者と患者の位置

プローブは右手で持ち,患者の右に座って(立って)検査するのが標準である。その際,超音波診断装置側に患者の頭部が位置するようにする。患者は超音波の画面を見にくくなるが,検者は患者の顔を見ながら検査ができる。

ワンポイント

ベッドや超音波診断装置の設置位置の都合によっては,プローブを左手で持ち,患者の左に座って検査をすることも可能であるが,その場合も超音波診断装置側に患者の頭部が位置するようにする

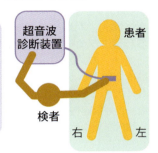

■ 超音波プローブの持ち方

① プローブは手のひらで握るのではなく,母指と示指・中指で把持する。
② プローブを腹壁に当てる時には,薬指・小指をプローブと共に腹壁に当てしっかりと固定する。

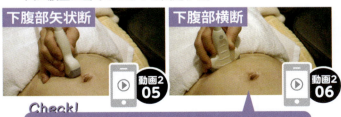

下腹部矢状断 動画2-05
下腹部横断 動画2-06

Check!
プローブを正しく把持することで,プローブの位置や腹壁圧迫の程度を認識しやすくなり,プローブを細かく移動し適切な位置に保持することが可能となる

■ 超音波プローブの動かし方（走査法）
❶ 超音波ゼリーは十分に使用する
　十分なゼリーを使用することで良好な画像を得ることが可能となり，プローブの移動もスムーズとなる。
❷ プローブを持つ手にゼリーが付くことを気にしない
　プローブを持つ手の小指や薬指をゼリーが付着した腹壁にしっかり固定することで，プローブの位置や腹壁圧迫の程度を認識しやすくなり，プローブの細かい移動や傾きの調整が可能となる。
❸ 超音波プローブは腹部のさまざまな方向から当ててみる
　プローブは腹部の正中線近くだけではなく，左右に大きく移動させて，最も良好な画像が得られる部位を見つける。

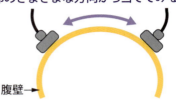

腹壁→

❹ おなかの中で児が今どのような位置にいるかを頭の中でイメージしながら検査する
❺ 患者のおなかやプローブを持つ手を見るのではなく，超音波のモニター画面を見ながら検査する

Check!
超音波検査の回数（経験）を重ねることが最も重要！
- プローブの取り回しに慣れる
- 超音波診断装置の操作に慣れる
- 母体のおなかやプローブを持つ手を見なくても，モニター画面を見ることで，自分がどこを見ているかを認識できるようになる
- 胎位・胎向や胎児の四肢の位置，顔の向きなどを超音波画像のみで認識できるようになる
- 正常画像を多く見ることで，異常所見に気付きやすくなる

プローブの種類と方向

■ プローブの方向を示すマーク

　検査目的に応じてさまざまな形状の超音波プローブがあるが，すべてのプローブの側面には方向を確認するための凹みや突起がある。

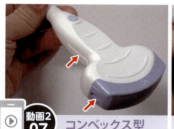

動画2 07

コンベックス型プローブ
産科や腹部臓器の検査に用いる

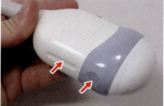

3D／4D用プローブ
産科領域で胎児の
3D／4D画像を得るために用いる

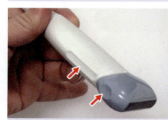

リニア型プローブ
乳腺・甲状腺・血管など
表在臓器の検査に用いる

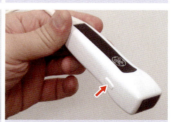

セクタ型プローブ
心臓超音波検査に用いる

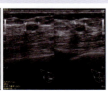

リニア型プローブによる乳腺線維腫の診断

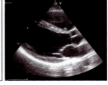

セクタ型プローブを用いた心エコー検査

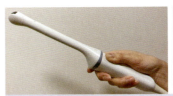
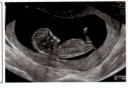

経腟超音波検査による妊娠12週胎児像

経腟超音波プローブ 産婦人科領域において子宮・卵巣など骨盤内臓器の観察に用いる

■ 超音波断層像の表示方向を示すシンボル

超音波断層像の画面には画像の表示方向を示すシンボルが表示されている。これは超音波プローブのマークの方向と一致している。通常はシンボルを画面の右上方に表示させる（設定により左右反転可能）。

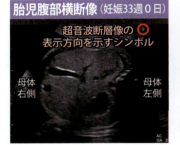

胎児腹部横断像（妊娠33週0日）
超音波断層像の表示方向を示すシンボル
母体右側　母体左側

■ 超音波断層像の表示断面と正しい表示方向

腹部領域の超音波断層像は，以下に示すように**常に一定の基準で断層面を表示することにより，誰が見てもその画像の左右や上下の位置関係を正確に認識できる。**

❶腹部横断

画面の右に患者の左側，左に患者の右側が表示されるようにする。➡CTと同様に患者を下から見上げる断層面

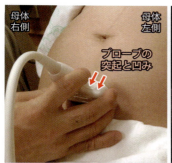
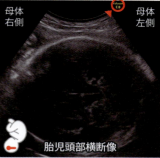

超音波プローブの方向を示す突起や凹みが患者の左方に位置するようにプローブを持ち、画面の右上方にシンボル（▶）を表示させれば、画面の右に患者の左側、左に患者の右側が表示され、正しい表示断面が得られる。

動画2-08

❷腹部矢状断

　画面の右に患者の尾側，左に患者の頭側が表示されるようにする。➡患者を右側から見る断層面

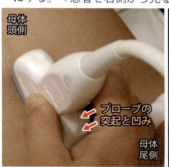
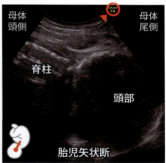

腹部横断像を描出した状態からプローブを時計方向に90度回転させて，超音波プローブの方向を示す突起や凹みが患者の尾側（足の方向）に位置するようにプローブを持ち，画面の右上方にシンボル（▶）を表示させれば，画面の右に患者の尾側，左に患者の頭側が表示され，正しい表示断面が得られる。

動画2-09

良い画像を得るための操作法のコツ

■ 超音波検査施行時に最低限必要なダイヤルやスイッチ

固定(Freeze)…超音波画像を必要な表示断面で止めて固定する。

ゲイン(Gain)…超音波画像全体の明るさを調整する(画像全体が暗いと感じたら上げる,明るいと感じたら下げる)。

STC(Sensitivity Time Control)…超音波画像の深度ごとにゲインを補正し,浅部から深部まで全体が均一に観察できるようにする。通常は一度設定すれば変更する必要はないが,設定がずれている場合は補正する。

深度・拡大(Depth)…画像全体あるいは目的の深さを中心に画像を拡大する。超音波診断は可能な限り画像を拡大して行うことが望ましい。

フォーカス(Focus)…目的とするポイントや臓器の存在する深さにFocusを合わせることで,その部位を明瞭に描出することが可能。

周波数切り替え(Frequency)…体内の浅い部分は,より高い周波数に切り替えて分解能良く観察し,深部まで観察する際は,深達度の良い低い周波数に切り替える。

印刷(Print)…超音波画像を印刷する。

計測…キャリパーとトラックボールを使用して距離計測を行う。機器により操作法が異なるため,各々の操作に慣れる必要がある。

〈超音波診断装置(Volson E8)〉

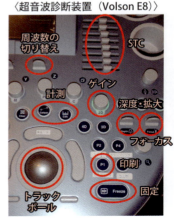

■ 見やすい画像に調節する
主な調節項目
- ゲイン（Gain）
- フォーカス位置（Focus）
- 周波数切り替え（Frequency）
- 診断深度（Depth）

● ゲイン（Gain）の調整
部屋の明るさなど環境の変化により，画像を観察しやすい最適な明るさに調節する。

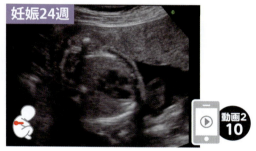

● 周波数切り替え（Frequency）
症例により周波数を切り替えて検査する必要がある。

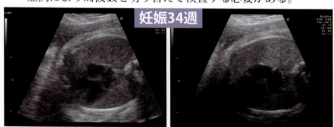

周波数Low
画像の分解能は低いが深部までよく見える。

周波数High
画像の分解能は高いが深部がよく見えない。

● フォーカス位置（Focus）の設定

　目的の臓器の深度にフォーカス位置（Focus）を合わせることにより，目的臓器をより明瞭に描出することができる。

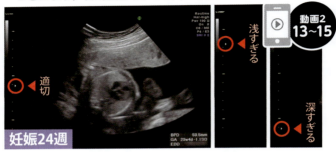

● 診断深度とフレームレート

　診断深度が浅くなるほど，フレームレート（FR）は上昇するため，可能な範囲で診断深度を浅く（画像を拡大）して検査する方がよい（フレームレート〈FR〉は1秒間に表示される画像の枚数であり，数値が多いほど動画がスムーズに動いて見える）。

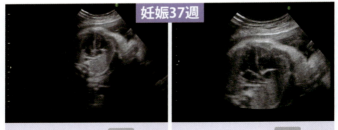

● **走査範囲（走査角）とフレームレート**

超音波の走査角を狭くすることでフレームレート（FR）を上げることができる。心臓など動く臓器の観察には有利となる。

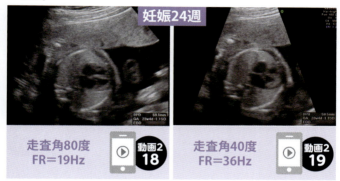

● **さらに拡大（Zoom）して**

観察部位を可能な限り拡大することで，さらにフレームレート（FR）を上げることができる。

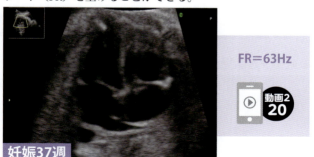

第3章 妊娠初期超音波検査のチェック項目

胎嚢・胎芽・胎児心拍の確認

■ 妊娠初期の胎嚢像（妊娠4週）

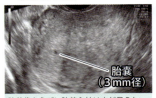

胎嚢（3mm径）

胎芽像ならびに胎芽心拍はまだ見えない。

■ 妊娠5週胎芽像

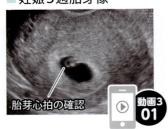

胎芽心拍の確認

動画3-01

■ 妊娠6週胎芽像

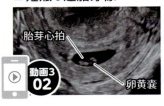

胎芽心拍
卵黄嚢

動画3-02

■ 妊娠8週胎児像

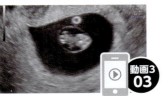

動画3-03

■ 妊娠9週胎児像

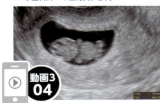

動画3-04

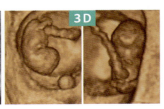

3D

■ 妊娠10週胎児像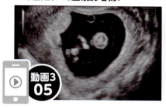

■ 妊娠11週胎児像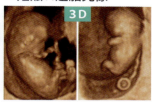

妊娠週数の評価

■ 頭殿長（CRL）の測定

　胎児（胎芽）の頭の先からお尻までの長さを頭殿長（crown rump length：CRL）と呼ぶ。

　CRLが計測可能となるのは妊娠6週頃からであり，その後妊娠11週頃まではどの胎児（胎芽）も発育に大きな差はなく同様な発育をするとされている。最終月経開始日からの予定日と正確に計測された頭殿長からの予定日（頭殿長が14～41mmの時期）との間に7日以上のずれがある場合は，頭殿長からの予定日を採用するとされている。また，月経不順や最終月経があいまいな場合は，CRLの計測値から妊娠週数や予定日を決定することが可能である。

　通常CRLが最も正確に計測できる妊娠8週から10週の計測値から妊娠週数や予定日を決定する（CRLは妊娠8週初めで約15mm，妊娠10週初めで約30mm）。

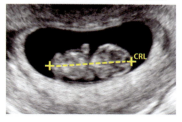

CRL22mm（妊娠9週1日相当）

異所性妊娠の診断

■ 異所性妊娠の分類と頻度

分類		頻度（%）	
卵管妊娠	卵管膨大部妊娠	79.6	98.3
	卵管峡部妊娠	12.3	
	卵管間質部妊娠	1.9	
	卵管采妊娠	6.2	
腹膜妊娠		1.4	
卵巣妊娠		0.15	
頸管妊娠		0.15	

日本産科婦人科学会編：産婦人科研修の必修知識2004, P.165, 日本産科婦人科学会, 2004.

■ 異所性妊娠の診断
❶ 問診：最終月経, 月経周期, 不正出血・下腹部痛の有無
❷ 尿中HCG定性・定量（妊娠反応）→妊娠4週以後
❸ 経腹・経腟超音波検査（以下の3つの所見をチェックする）
- 子宮内胎嚢像の欠如（胎嚢周囲の血流）→妊娠4週以後
　子宮内胎嚢様エコー, 子宮内外同時妊娠に注意
- 外妊性腫瘤（腫瘤周囲の血流）→妊娠5週以後
　胎嚢様腫瘤, 胎嚢内胎児像, 胎嚢内胎児心拍動
　着床部位：卵管膨大部・峡部・間質部, 子宮頸管,
　　　　　　帝王切開創部, 卵巣, 腹腔内
- 腹腔内液体貯留（腹腔内出血）→妊娠6週以後
　ダグラス窩, 腸骨窩, レチウス窩
※ 早期診断により腹腔内への大出血, 輸血症例は減少（経腟超音波検査にて多くの場合5〜6週で診断できる）。

外妊性腫瘤

クラミジア感染などが原因で卵管やその周囲に炎症や癒着が存在すると，卵管の通過性が障害され異所性妊娠が発症する。

したがって，異所性妊娠の大部分は，受精卵が卵管内に着床し発育する卵管妊娠である。この場合，卵管内に胎嚢・胎芽が形成され，ある程度の大きさになると出血を伴い血腫を形成する。この卵管に形成された腫瘤を外妊性腫瘤と呼ぶ。

以前はこの外妊性腫瘤を早期に診断することは困難で，腹腔内出血を起こし腹痛などの症状が出現するまで診断できないことが多かったが，最近では経腟超音波検査を用いることにより，妊娠5～6週頃から腫大した卵管を確認することが可能となり，異所性妊娠の早期診断が可能となった。

● 右卵管妊娠（妊娠5週，経腟超音波検査）

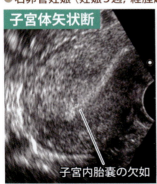
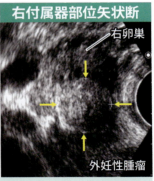

妊娠反応陽性だが子宮腔内に胎嚢を認めない。右付属器部位に外妊性腫瘤を認める。

● 左卵管妊娠（妊娠6週，経腟超音波検査）

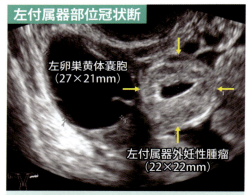

左付属器部位冠状断

左卵巣黄体嚢胞（27×21mm）

左付属器外妊性腫瘤（22×22mm）

左付属器部位に外妊性腫瘤を認める。

● 左卵管妊娠（妊娠7週，経腟超音波検査：正中矢状断）

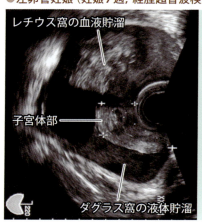

レチウス窩の血液貯留

子宮体部

ダグラス窩の液体貯留

子宮体部を取り囲むようにダグラス窩〜レチウス窩に液体貯留を認める。腹腔鏡下手術を施行し左卵管破裂を確認。腹腔内出血は約1,500mLであった。

● 卵管間質部妊娠（妊娠6週）

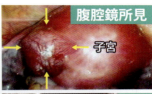

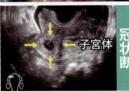

子宮内膜と連続性がなく，子宮体外側に突出した胎嚢様エコーを認める。

● 頸管妊娠（経腟超音波検査）

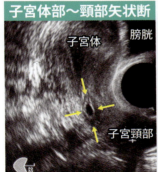

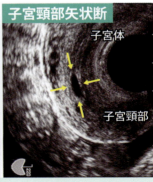

子宮頸管内に胎嚢様エコーを認める。子宮腔内妊娠の流産例や頸管腺との鑑別が必要。胎嚢の移動の有無・胎嚢周囲の血流を観察する。

異所正所同時妊娠（子宮内外同時妊娠）

　子宮内外同時妊娠とは2卵性の多胎妊娠の一種であり，子宮内の通常の妊娠に異所性妊娠を併発している状態である。最近，排卵誘発剤を用いた不妊治療の増加により頻度が増加している。

　一般に，妊娠初期に子宮内に胎嚢や胎児（胎芽）エコーを確認することで異所性妊娠は否定されるが，異所性妊娠の合併を完全には否定できないので注意が必要である。

●妊娠8週（経腟超音波検査）

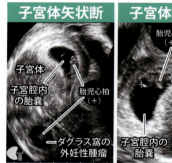
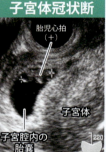
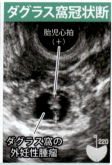

子宮腔内に胎嚢・胎児心拍を確認できるが，ダグラス窩やや右側にも胎嚢様エコーを認め，内部に胎児像と胎児心拍を確認できる。

妊娠初期〜中期の胎児形態異常の診断と超音波胎児発生学

■ 超音波胎児発生学

　近年，経腟超音波検査の普及と超音波診断装置の進歩により妊娠初期胎児の形態的発達を詳細に確認することが可能となった。

■ 胎児形態異常の診断（経腟あるいは経腹超音波検査）

頭部：正常初期脳室像→水頭症との鑑別，頭蓋形態→無脳症・レモンサイン
　　　正中線エコー，小脳，脈絡叢，側脳室の確認
顔面：鼻骨の確認，顔面角計測，眼球の確認，口唇裂の確認
頸部：項部浮腫（nuchal translucency：NT），頸部リンパ管腫
胸部：心構築（四腔断面の確認）
腹部：生理的臍帯ヘルニア→臍帯ヘルニア，腹壁破裂との鑑別
四肢：四肢の確認（妊娠後期よりは中期に観察しやすい）
脊柱：きれいに並んだ椎体骨→二分脊椎，髄膜瘤の有無のチェック

■ 妊娠初期の頭蓋内構築─胎児中枢神経系の発生

　胎生初期の脳は，神経管の前方が膨らんで形成される前・中・後脳胞の3脳胞からなり，このうち先端部の前脳胞は終脳（大脳）と間脳に分化し，後脳胞は橋・小脳・延髄に分化する。

　妊娠8週頃には後脳胞が大きく発達し，超音波断層像では頭蓋内は囊胞で満たされているように観察される。

　妊娠9週頃になると大脳に分化する前囊胞が発達し，頭蓋内に蛇行した管腔状の構造を認めるようになる。

　妊娠14週頃には，大脳組織は徐々に発達してくるがまだ

薄く，脳脊髄液を産生する脈絡叢と側脳室が目立つ。
　妊娠16週になると大脳・小脳が明瞭に観察できる。
　正常胎児の頭蓋内構築，胎児頭部のチェックポイントは，WEB解説（P.1）参照。

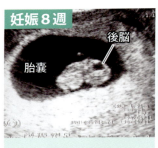

7〜8週では後脳が目立つ。

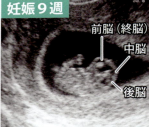

前脳・中脳・後脳が明瞭に描出される。

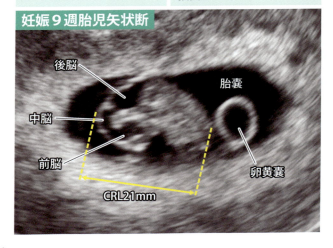

■妊娠初期〜中期の胎児腹壁の正常像と腹壁異常
生理的臍帯ヘルニア

　中腸（空腸〜横行結腸の近位2/3；上腸間膜動脈の支配領域）は妊娠7週頃に急速に伸長しはじめ，腸ループを形成する。腸ループの急速な成長と肝臓の膨張によって，胎児の腹腔は一時的に全腸ループを容れるには狭くなり，腸ループは妊娠8週頃に臍帯内に脱出する。脱出する過程で，腸ループは反時計方向に90度回転する。

　妊娠12週頃より，脱出していた腸ループは，空腸近位部から腹腔内に戻りはじめ，その過程でさらに180度回転する。

　妊娠14週以降も腹壁から腸管などが脱出しているように見える場合は，腹壁破裂や真の臍帯ヘルニアとの鑑別が必要である。

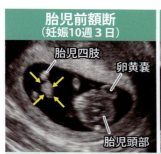
胎児前額断（妊娠10週3日）

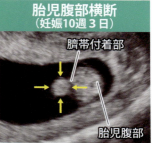
胎児腹部横断（妊娠10週3日）

← 生理的臍帯ヘルニア

腹壁破裂（腹壁の異常）

- 腹壁欠損部より腸管が脱出（臍右側に多い）。
- ほとんどの場合，脱出臓器は腸管のみ。
- 羊膜に覆われず，腸管は羊水に暴露される。
- 染色体異常や合併奇形少なく比較的予後良好。

● 妊娠13週6日

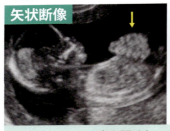
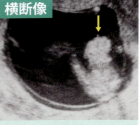

ヘルニア嚢を認めない，腸管のみの脱出。

腹壁破裂と臍帯ヘルニアの差異

	腹壁破裂
欠損口	小（2〜3cm）
ヘルニア嚢	なし
脱出臓器	腸管
合併奇形	少ない（腸閉鎖，狭窄）
予後規定因子	腸管，創の感染

臍帯ヘルニア（腸回転異常）

- 生理的ヘルニアが腹腔内に戻りそこねたもの。脱出臓器は肝臓・小腸・大腸・胃・脾臓など。
- ヘルニア嚢（羊膜）に覆われる。
- 心奇形や中枢神経系奇形など合併奇形が多い。
- 50％に染色体異常。

●経腟超音波像（妊娠17週3日）

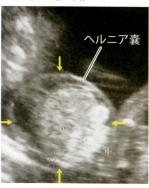

●児娩出後のヘルニア嚢（妊娠18週1日）

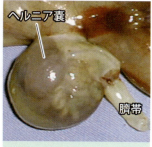

肝臓と腸管がヘルニア嚢内に脱出している。

臍帯ヘルニア
小〜大（2〜15cm）
あり（時に破裂）
腸管，肝，胃　など
多い（染色体異常，心奇形，鎖肛，腸閉鎖　など）
合併奇形の有無

染色体異常の超音波検査マーカー

■染色体異常と関連性の高い形態異常
頭部：脈絡叢嚢胞，小脳低形成，全前脳胞症，水頭症
顔面：鼻骨低形成，額部の突出（顔面角90°以上）
頸部：項部浮腫（nuchal translucency：NT），頸部リンパ管腫
胸部：心構築異常（四腔断面の異常，三尖弁逆流）
腹部：臍帯ヘルニア
四肢：四肢の形態異常（四肢の拘縮，手指の形態異常）

胎児項部浮腫（nuchal translucency：NT）

　胎児の後頸部が肥厚し，内部がエコーフリーとなる現象で後頸部の皮下浮腫と考えられている。

　妊娠11週から13週の胎児で3〜5mm以上のNTを認める場合は，ダウン症やターナー症候群などの染色体異常や胎児心構築異常を合併する割合が増加するが，胎児に異常を認めない場合も多い。

　13〜14週以降消失する場合が多いが，消失した場合でも染色体異常，心構築異常を合併していることがある。14週以降もNTが消失しない場合は染色体異常のリスクが高い。

　胎児染色体異常に関して，トリプルマーカー（アルファフェトプロテイン，ゴナドトロピン，エストリオール）やクアトロテスト（アルファフェトプロテイン，ゴナドトロピン，エストリオール，インヒビンA）など母体の採血で検査する方法もあるが，胎児項部浮腫の計測と同様に染色体異常の確率が数値で示されるだけで，染色体異常の確定診断はできない。確定するためには羊水染色体検査が必要。

■ 正常胎児にもNTを認める

　NTはすべての胎児に認められるが，正常胎児では多くの場合3mm以下で薄い。

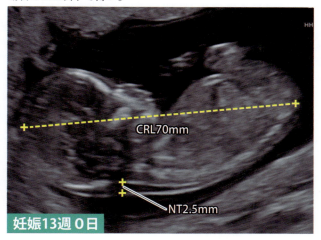

■ NTの正確な測定法
- CRLが45～84mmの胎児で測定する（妊娠11週0日～13週6日）
- 正中矢状断で測定する（鼻骨と間脳を表示する断面）
- Neutral position（自然な屈曲位）
- 画像を拡大し胎児頭部と上胸部のみ描画（0.1mm単位で測定できる）
- NTが最大となる部位で測定する

　NT測定にはイギリスのFetal Medicine Foundationの資格があるが，日本では多くの施設で資格を持たない者が適当に測定している可能性がある。

■NT所見とその予後

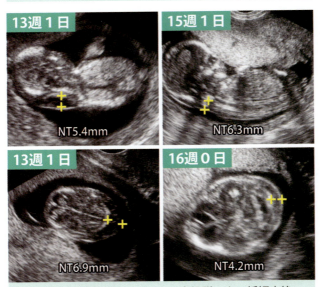

11週6日 NT3.5mm
13週1日 NT2.2mm

羊水検査を施行し，21トリソミー→人工妊娠中絶

13週1日 NT5.4mm
15週1日 NT6.3mm

13週1日 NT6.9mm
16週0日 NT4.2mm

羊水検査を施行し，ターナー症候群→人工妊娠中絶

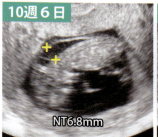
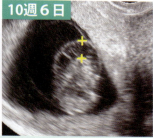
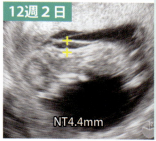

羊水検査を施行し，染色体正常。40週1日に正常経腟分娩にて男児3,084g

■NTと見間違いやすいエコー像

児の背側にある羊膜腔がNTのように見える。

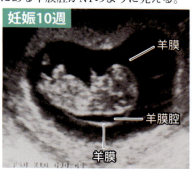

■ NT値と染色体異常児数

NTが3mmを超えて大きくなるにつれ，染色体異常の頻度が増すとされている。胎児染色体異常確率推定には，NT値に母体年齢を加味する必要がある。NT値が3mm，4mm，5mmおよび6mm以上で21トリソミー，18トリソミー，13トリソミーの確率は，年齢別の確率よりもそれぞれ3倍，18倍，28倍，36倍高くなると報告されている[1]。

■ NTと心奇形

NTが3.5mm以上に増大している場合には，胎児に心奇形を伴うリスクが高くなる[2]。

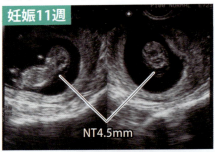

妊娠11週　NT4.5mm

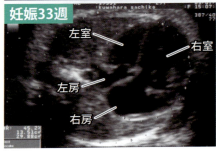

妊娠33週　左室，右室，左房，右房

左心系低形成，右心系拡大，染色体異常（－）

鼻骨 (nasal bone) の有無

鼻骨低形成あるいは欠損では，21トリソミーのリスクが高い。

■ 正常胎児の鼻骨

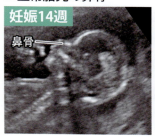

妊娠14週
鼻骨

■ 鼻骨低形成 (21トリソミー)

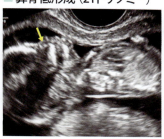

顔面角 (Frontmaxillary facial angle：FMF) の計測

FMFが89度以上の場合，21トリソミーのリスクが高い[3]。

■ 正常胎児の顔面角

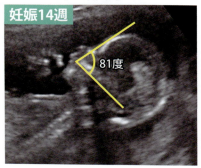

妊娠14週　81度

第4章 多胎妊娠の診断と管理

双胎妊娠の分類

2絨毛膜2羊膜双胎（Dichorionic Diamniotic twin）：DD双胎
　2つの絨毛膜腔の中にそれぞれ1つの羊膜腔。それぞれの羊膜腔の中に1人の胎児。

1絨毛膜2羊膜双胎（Monochorionic Diamniotic twin）：MD双胎
　1つの絨毛膜腔の中に2つの羊膜腔。それぞれの羊膜腔の中に1人の胎児。

1絨毛膜1羊膜双胎（Monochorionic Monoamniotic twin）：MM双胎
　1つの絨毛膜腔の中に1つの羊膜腔。その中に2人の胎児。

※結合体双胎：1絨毛膜1羊膜双胎の特殊型。胸腹結合体，殿部結合体，頭蓋結合体。

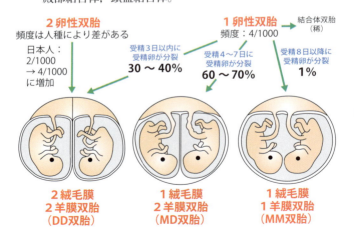

双胎妊娠の膜性診断の重要性

　双胎妊娠が2絨毛膜2羊膜双胎，1絨毛膜2羊膜双胎，1絨毛膜1羊膜双胎のいずれであるか診断することを膜性診断と言う。双胎妊娠の妊娠中の母児管理において膜性診断は重要である。

■ 膜性診断の時期

　妊娠7週以前では，胎嚢が1つか2つかで絨毛膜の膜性は比較的容易に判断できるが，羊膜は薄いためMD双胎かMM双胎かの判断はやや困難である。

　妊娠中期（妊娠13週以降）になると，2児間の羊膜が接して重なり合い，羊膜に挟まれた絨毛膜も相対的に薄くなり，膜性の診断は困難になる。

➡ 膜性診断の時期は妊娠8週～12週頃が最も適している

■ 双胎妊娠の妊娠中の母児管理

2絨毛膜2羊膜双胎	切迫早産，妊娠高血圧症候群の管理が主体
1絨毛膜2羊膜双胎	切迫早産，妊娠高血圧症候群の管理に加えて，双胎間輸血症候群（TTTS）発症の有無に対する管理が必要
1絨毛膜1羊膜双胎	切迫早産，妊娠高血圧症候群，双胎間輸血症候群（TTTS）の管理に加えて，臍帯相互巻絡や結合体に対する管理も必要

TTTS：Twin to Twin Transfusion Syndrome

● 1絨毛膜双胎の予後

　双胎間輸血症候群（TTTS），双胎一児死亡に伴う生存児のリスク，無心体，臍帯相互巻絡（MM双胎）などを併発し，周産期死亡率は2絨毛膜双胎の5倍（双胎間輸血症候群〈TTTS〉は1絨毛膜双胎の10～20％に発症）。1絨毛膜双胎の場合は妊娠初期より厳重な管理が必要であり，妊娠初期の膜性診断が重要である。

双胎間輸血症候群（TTTS）

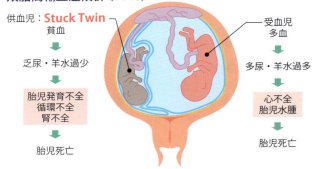

供血児：**Stuck Twin**
貧血
↓
乏尿・羊水過少
↓
胎児発育不全
循環不全
腎不全
↓
胎児死亡

受血児
多血
↓
多尿・羊水過多
↓
心不全
胎児水腫
↓
胎児死亡

●TTTSのStage分類

症状	Stage					
	Ⅰ	Ⅱ	Ⅲ classical	Ⅲ atypical	Ⅳ	Ⅴ
羊水過多過少	＋	＋	＋	＋	＋	＋
供血児の膀胱が見えない	−	＋	＋	＋	＋or−	＋or−
血流異常	−	−	＋	＋	＋or−	＋or−
胎児水腫	−	−	−	−	＋	＋or−
胎児死亡	−	−	−	−	−	＋

Quintero RA et al.：Stage-based treatment of twin-twin transfusion syndrome. Am J Obstet Gynecol, 188（5）：1333-1340, 2003.

　TTTSの重症度分類としてはQuinteroのStage分類が用いられており，重症度と各施設での新生児管理や胎児治療の状況に応じて，高次施設との連携を取りながら管理する。

●双胎間輸血症候群(TTTS)と診断された場合
  胎外生活可能な週数あるいは状態
    →帝王切開にて娩出し新生児治療
  胎外治療が困難な週数あるいは状態→胎内治療

胎内治療
- 胎児鏡下胎盤吻合血管レーザー凝固術(fetoscopic laser photocoagulation for communicating vessels：FLP)

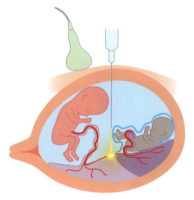

経皮的に胎児鏡を羊膜腔内に挿入し、胎盤表面の2児間の吻合血管を直視下に確認した後に、YAGレーザーで吻合血管を凝固する。

- 繰り返し羊水除去術
  ※妊娠26週未満であればFLPが第一選択

■ 膜性診断の実際
2絨毛膜2羊膜双胎（DD双胎）

切迫早産・妊娠高血圧症候群の発症予防と管理が主体となる。

● 妊娠5週

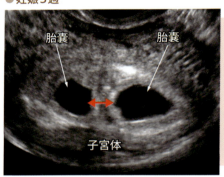

- 子宮腔に胎嚢が2つ確認できる。
- 胎芽像はまだ確認できない。
- 2つの胎嚢の間隔は離れている。

● 妊娠9週

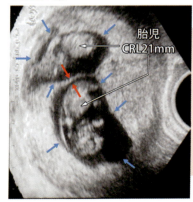

← 絨毛膜腔ならびに羊膜腔…2個

← 2児間の隔壁が厚い

1絨毛膜2羊膜双胎（MD双胎）

切迫早産・妊娠高血圧症候群に注意すると共に，双胎間輸血症候群（TTTS）の発症に注意が必要。

●妊娠5週

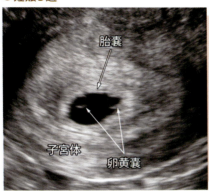

- 子宮腔に1つの胎嚢を認める。
- 胎嚢内に2つの卵黄嚢を認める。

●妊娠8週

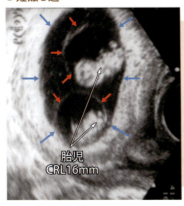

← 絨毛膜腔…1個

← 羊膜腔…2個

1絨毛膜1羊膜双胎（MM双胎）

　1絨毛膜1羊膜双胎は胎嚢が1つで卵黄嚢も1つ。胎芽が確認できるまでは単胎と鑑別できない。
　双胎間輸血症候群（TTTS）以外に結合体双胎，臍帯相互巻絡などに注意が必要。

● 妊娠8週

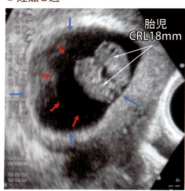

胎児 CRL18mm

← 絨毛膜腔…1個
← 羊膜腔……1個

2児間に
隔壁を認めない。

結合体双胎

　一卵性双胎の発生において，通常，受精後およそ10日以内に受精卵が分裂した場合は完全に分離した双生児が発生するが，受精後13日目以降に分裂が起きた場合，分離が不十分で結合体が生じる。結合部位により胸腹結合体，殿部結合体，頭蓋結合体などに分類される。
　最近では妊娠初期に診断されることが多く，人工妊娠中絶となる場合が多いが，分娩まで至った場合は原則として帝王切開によって出生する。

● 胸腹結合体経腟超音波断層像（妊娠10週0日）

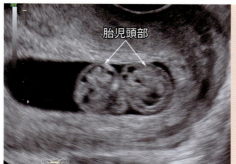

児の頭部と思われる像を2つ認める。2児は接しており2児間に隔壁を認めない。
→1絨毛膜1羊膜双胎？

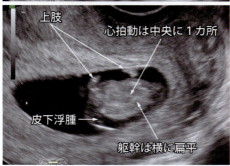

児の胸部から腹部の横断面であるが，2児をはっきりと分離できない。

● 胸腹結合体3D画像
　（妊娠10週0日）

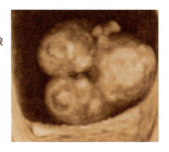

■ 妊娠中期以降の膜性診断

妊娠中期以降は膜性診断が次第に困難となるが,次のような所見を確認できれば診断可能である。

2絨毛膜2羊膜双胎（DD双胎）

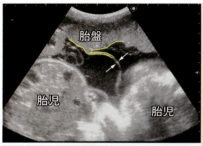

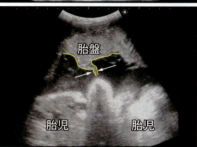

2児間の隔膜が明瞭に描出され厚い。

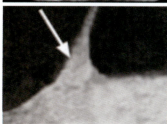

ラムダサイン
（Twin Peak Sign）
2児間の隔膜の起始部が三角形

1絨毛膜2羊膜双胎（MD双胎）

2児間の隔膜（羊膜）が薄い。隔膜（羊膜）は胎盤表面からT字型に立ち上がる。

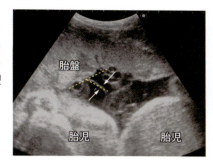

●1絨毛膜2羊膜双胎（MD双胎）の管理
最大羊水深度（maximum vertical pocket : MVP）の測定

胎児の四肢や臍帯を含まない羊水腔の最も深い部分の深さをMVPとする。

供血児のMVPが2cm以下かつ受血児のMVPが8cm以上の場合，双胎間輸血症候群（TTTS）と診断する。

※以前は2児の体重差で管理していた。

本症例では，第1児と第2児の最大羊水深度に差はなくいずれも正常範囲であり，双胎間輸血症候群（TTTS）の徴候を認めない。

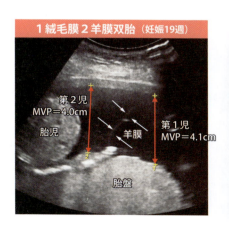

第5章 前置胎盤の診断

経腟超音波所見による前置胎盤の診断と分類

全前置胎盤	部分前置胎盤	辺縁前置胎盤	低置胎盤
胎盤が内子宮口を覆い，胎盤辺縁と内子宮口の距離が2cm以上	胎盤が内子宮口を覆い，胎盤辺縁と内子宮口の距離が2cm未満	胎盤辺縁と内子宮口の位置が一致	胎盤辺縁は子宮下部に位置し，内子宮口との距離が2cm以内

■胎盤　■子宮下部　■膀胱

　前置胎盤の診断は，かつては子宮口開大時に胎盤が子宮口にかかっている程度を内診にて評価し，胎盤が内子宮口全体を覆っているものを全前置胎盤，内子宮口の一部を覆っているものを部分前置胎盤，胎盤の端が内子宮口に接しているものを辺縁前置胎盤と分類していた。
　超音波検査が普及した現在では，前置胎盤に対して内診をすることは禁忌であり，経腟超音波検査で上図のように診断する。

■ 前置胎盤の経腟超音波所見

全前置胎盤（妊娠26週）

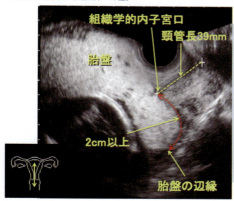

内子宮口から胎盤辺縁までの距離が2cm以上あり，全前置胎盤と診断した。本症例は，妊娠34週6日に性器出血増量し緊急帝王切開となった。

部分前置胎盤（妊娠28週）

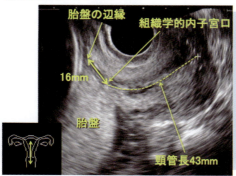

内子宮口を越えた胎盤の辺縁から内子宮口まで16mmであり，部分前置胎盤と診断した。本症例は，妊娠37週3日に選択帝王切開となった。

辺縁前置胎盤～低置胎盤（妊娠28週）

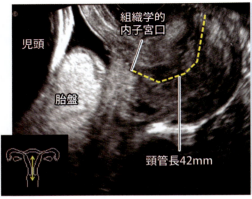

胎盤の下縁は内子宮口近くにあり，辺縁前置胎盤あるいは低置胎盤が疑われる。本症例は，妊娠30週に性器出血を認め，以後入院安静加療。妊娠36週に選択帝王切開となった。

低置胎盤（妊娠24週）

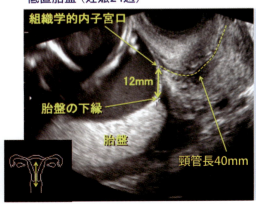

胎盤下縁から内子宮口まで12mmであり，低置胎盤と診断した。本症例は経腟分娩予定であったが，回旋異常・遷延分娩の診断にて妊娠41週3日に緊急帝王切開となった。

■ 前置胎盤の診断時期

　妊娠20週以前は子宮峡部が閉じていることが多く，胎盤が下方に位置している場合，しばしば胎盤の下縁が解剖学的内子宮口にかかっているように見えるため前置胎盤と見誤られることがある。

　したがって，前置胎盤の診断は，子宮峡部が展退し開大する妊娠21〜24週以降に行う必要がある。

妊娠初期と妊娠後期の子宮峡部の状態

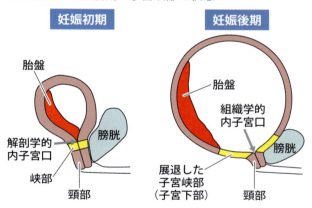

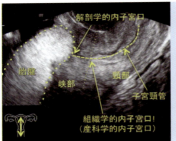

●前置胎盤疑い（妊娠15週）
子宮峡部が未だ展退しておらず閉じているため，組織学的内子宮口の上方に位置する解剖学的内子宮口を胎盤が完全に覆っているように観察される。一見全前置胎盤のように思われる。

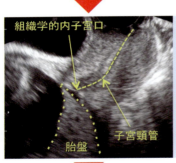

●辺縁前置胎盤（妊娠23週）
その後，子宮峡部が展退すると共に胎盤の下縁は組織学的内子宮口にわずかにかかっている辺縁前置胎盤であることがはっきりする。

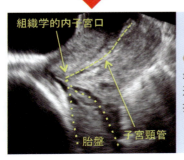

●辺縁前置胎盤（妊娠36週）
最終的には妊娠39週2日に辺縁前置胎盤の診断にて選択帝王切開術を施行した。

●前置胎盤の診断は経腟超音波検査で
前置胎盤疑い（妊娠19週1日）

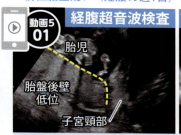
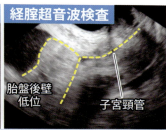

経腹超音波検査では正確な診断はできない。前置胎盤が疑われる場合は経腟超音波検査で確認が必要。

●リスクの高い前置胎盤の例
前置胎盤（24週4日）
胎盤前回帝王切開創部付着

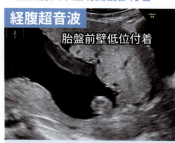
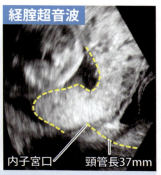

経腟超音波検査にて全前置胎盤が強く疑われる。
胎盤は子宮前壁低位付着であるが，本症例は前回帝王切開の既往があり，胎盤は前回帝王切開創部に付着している可能性が高い。帝王切開時に大量出血のリスクが高く，輸血の準備など慎重な管理が必要である。

第6章 頸管長の測定

頸管長と早産リスク

　頸管長の測定は，切迫早産や頸管無力症の診断において有用であると言われている。

・多くの研究で妊娠中期で頸管長が25mm未満あるいは20mm未満の場合，早産となるリスクが高いと報告されている。

・頸管長の測定時期に関しては妊娠16〜19週の超音波スクリーニングが頸管無力症の発症予測に至適な時期であると言われている。

・我々は全妊婦に対して妊娠16週から妊娠32週頃まで複数回の計測を行い，頸管長30mm未満を要経過観察，25mm未満を自宅安静ならびに腟洗浄・子宮収縮抑制剤内服，20mm未満を入院加療としている。

・妊娠24週未満で頸管長25mm未満の場合，局所の炎症所見が強くなければ頸管縫縮術も考慮する。

■ Iamsの成績[1]

頸管長が短いほど早産リスクが上昇することを示した最初の報告。

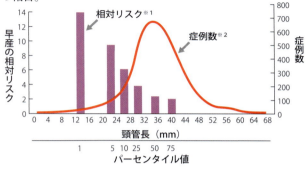

※1 頸管長40mm（75パーセンタイル）以上の症例と比較し，頸管長40，35，30，26，22，13mm（各々75，50，25，10，5，1パーセンタイルに相当）以下の症例が35週未満で早産となる相対危険度（危険度が何倍高いか）
※2 妊娠20〜24週における経腟超音波による頸管長測定値の分布。平均値：35mm。

■ 妊娠20〜24週時点での頸管長と早産リスク

頸管長 (mm)	パーセンタイル	35週未満の相対早産危険率
40	75	2.0
35（平均値）	50	2.4
30	25	3.8
26	10	6.2
22	5	9.5
13	1	14.0

75パーセンタイル以上の症例における早産リスクを1とした場合

頸管長の計測法

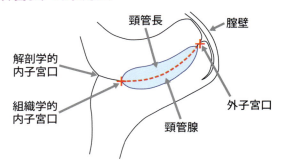

- 頸管長は組織学的内子宮口から外子宮口までを測定する。
- 頸管は屈曲しているため，頸管に沿って複数の直線あるいは曲線でトレースして計測する。
- 内子宮口側は解剖学的内子宮口から組織学的内子宮口までの子宮峡部を，外子宮口側は腟壁を含めないよう注意する。

■ 解剖学的内子宮口と組織学的内子宮口

- 頸管腺が存在し子宮頸管を形成する部分が子宮頸部であり，頸管腺の存在する上縁を組織学的内子宮口と呼ぶ。子宮頸部の上方に峡部と呼ばれる部位があるが，非妊娠時には子宮頸部と一体化しており，峡部の上端が解剖学的内子宮口となる。
- 妊娠週数が進むと共に子宮峡部は延長し，解剖学的内子宮口側から子宮口は開大し，最終的に妊娠後期には内子宮口は組織学的内子宮口まで開大し，子宮峡部は子宮下部となる。
- 陣痛発来時には，解剖学的内子宮口の部位に収縮輪が形成される。帝王切開時には，通常，子宮下部（峡部）を切開し児を娩出させる。

■妊娠に伴う子宮峡部（下部）の変化

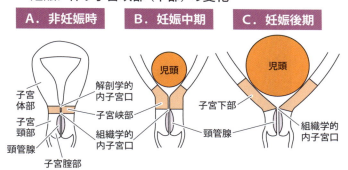

■子宮頸管長測定の実際

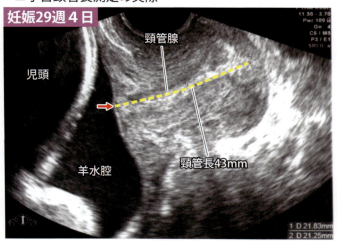

→内子宮口付近は子宮腔内に突出して盛り上がる

● 腹部緊満感を主訴に来院（帯下やや増量，不正性器出血なし）

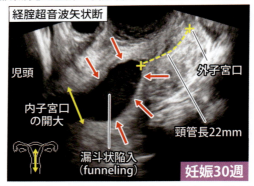

内診では子宮口は閉鎖しているが，内子宮口の開大と羊水腔の子宮頸管への漏斗状陥入ならびに頸管長の短縮を認める。本症例は切迫早産加療目的で入院し，子宮収縮抑制剤の投与を受け36週で早期産となった。

頸管長を測定する時の注意点

・膀胱に尿が充満していると子宮下部が前方から圧迫され頸管長が長くなったように観察されるため，頸管長計測は排尿後に行う。
・検査時に経腟超音波プローブを強く押し込むと子宮頸部が圧迫され，開大している頸管が閉じたように観察されるため，プローブは少し引き気味にして観察する。
・頸管長は時間をかけて観察していると経時的に変化することが知られており，頸管長短縮が疑われる場合は，少し時間をかけて頸管長が最も短くなった時の値を採用する。観察時間を短縮する目的で，妊婦に腹圧をかけさせたり，検者が用手的に子宮底や恥骨上部を圧迫する方法も有用である。

子宮頸管無力症
●頸管長の経時的変化（妊娠30週）

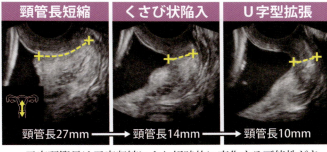

子宮頸管長は子宮収縮により経時的に変化する可能性があり，子宮頸管無力症を疑う場合は，少し時間をかけて観察する必要がある。

子宮底圧迫による子宮頸管の変形

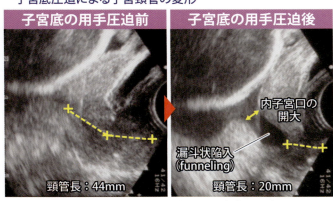

子宮頸管無力症が疑われる場合は，子宮底を圧迫することで所見が明確になることがある。

第7章 胎児推定体重の算出と発育の評価

胎児推定体重（EFW：Estimated Fetal Weight）の算出

■胎児推定体重算出の意義[1)]
1. 胎児体重増加が正常であれば胎児胎盤機能が正常であることの指標となる。
2. 胎児発育遅延（FGR）を診断し原因検索や治療などの対策を行うことができる。
3. 巨大児を予測し肩甲難産など経腟分娩のリスクを考慮した選択帝王切開を選択することができる。
4. 早産児・未熟児出生の際には新生児科医にとって重要な胎児情報となる。
5. 妊婦が胎児の大きさを実感することで母性を育む助けとなる。

※胎児推定体重はあくまで胎児の発育であり，胎児予後に大きく関与する胎児成熟度とは異なることを認識する必要がある。

■胎児体重推定式
人種差を考えると我が国で作成された推定式が望ましい。

❶日本超音波医学会式（JSUM式）（2003年）[2)]
$EFW (g) = 1.07 \times BPD (cm)^3 + 0.30 \times AC (cm)^2 \times FL (cm)$

❷Shinozuka式（TOKYO式）（1987年）[3)] 推定精度はJSUM式と同等
$EFW (g) = 1.07 \times BPD (cm)^3 + 3.42 \times APTD (cm) \times TTD (cm) \times FL (cm)$

❸青木式（OSAKA式）（1985年）
$EFW (g) = 1.25647 \times BPD (cm)^3 + 3.50665 \times FTA (cm^2) \times FL (cm) + 6.30994$

※胎児体重推定式としては，現在は**腹部周囲長（AC，エリプス法）**を用いた**日本超音波医学会式（JSUM式）**が推奨されている。

- **児頭大横径（BPD：biparietal diameter）**
　頭部の正中線エコーが中央に描出され透明中隔腔と四丘体槽が描出される断面で，近位の頭蓋骨外側より，対側の頭蓋骨内側までを計測。
- **腹部周囲長（AC：abdominal circumference）**
　胎児の腹部大動脈に直交し，臍静脈の一部と胃胞が同一面に描出される断面で測定（エリプス法）。
- **大腿骨長（FL：femur length）**
　大腿骨の長軸が最も長く描出される断面で化骨部分の両端の中央から中央まで測定。

〈参考〉胎児腹部の種々の計測法・計測値
　腹部周囲長（AC：abdominal circumference）→JSUM式
　　エリプス法（楕円で近似）
　腹部断面積（FTA：fetal trunk area）→青木式
　　トレース法（計測誤差が大きい）
　腹部前後径（APTD：antero-postero trunk diameter）
　腹部横径（TTD：transverse trunk diameter） →Shinozuka式

■ 胎児体重推定式とその理論[3]

EFW＝頭部の重量＋躯幹の重量　（重量＝比重×体積）

①頭部を球に見立て，BPDを3乗し係数を掛ける。
②躯幹を円筒に見立て，腹部断面のパラメータをAPTD×TTDまたはエリプス法によるAC，躯幹縦方向のパラメータをFLとして掛け合わせ，係数を掛ける。
　→①＋②で推定体重を算出する。

■ 胎児推定体重の計測例（妊娠22週4日）

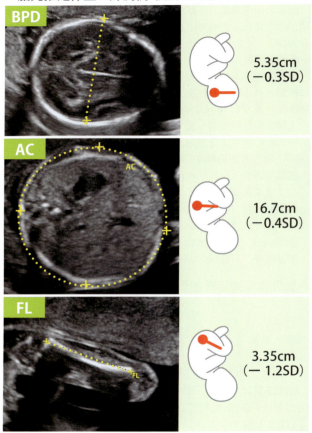

$$EFW = 1.07 \times BPD^3 + 0.30 \times AC^2 \times FL = 444g \ (-0.9SD)$$

日本超音波医学会式（JSUM式）

■ 胎児推定体重の誤差

　胎児計測の各種パラメータを組み合わせて種々の胎児体重推定式が考案されているが，各種パラメータを正確に計測したとしても10％程度の誤差は避けられないと言われている（推定体重2,000ｇで±200ｇ，3,000ｇで±300ｇ）。

発育の計測値は経時的な変化で評価する

〈誤差の原因〉
- 頭部の形や腹部軟部組織の容量・比重に個体差がある（頭部が前後に長い長頭では推定体重が小さくなる）。
- 胎位や圧迫による頭部や躯幹の変形（骨盤位では頭部横径が短く前後径が長くなる）。
- 計測技量（検者間）に起因する誤差。

■ 胎児推定体重と出生体重の相関

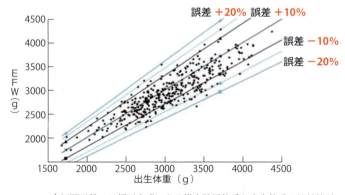

大川朋子他：日超医方式による推定胎児体重と出生体重の比較検討，超音波医学，Vol.33, Supplement, P.S469, 2006.

児頭大横径（Biparietal Diameter：BPD）の計測

■ BPDの計測断面

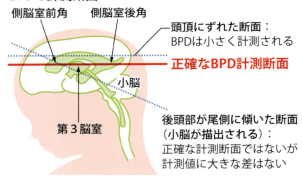

正確なBPDの計測断面
① 正中線エコーが中央に描出される断面
② 透明中隔腔と四丘体槽が同一の断面に描出
③ 近位の頭蓋骨外側より，対側の頭蓋骨内側まで測定

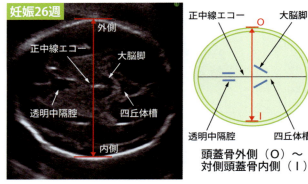

小脳が描出される断面

　正確なBPD計測断面より後頭部が胎児尾側に傾いた断面であり，小脳が描出されている。この断面でのBPD計測は正確とは言えないが，実際には正確な断面での計測値と大きな差はない。

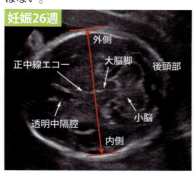
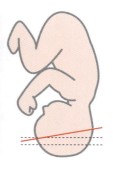

妊娠26週

正中線エコー　大脳脚　後頭部　外側　透明中隔腔　小脳　内側

正確なBPD計測断面より頭頂にずれた断面

　正確なBPD計測断面より頭頂にずれた断面。正中線エコーは明瞭に描出されているが，大脳脚，透明中隔腔などの構造が確認できない。この断面でBPD計測を行うと計測値は小さくなる。

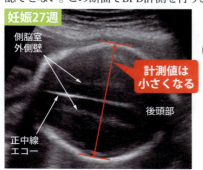
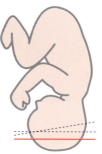

妊娠27週

側脳室外側壁　**計測値は小さくなる**　後頭部　正中線エコー

■ BPDの計測

妊娠15週4日

妊娠初期〜中期のBPD計測では，脈絡叢が最も大きく描出される断面よりもやや下方（尾側；B）の断面を用いる。

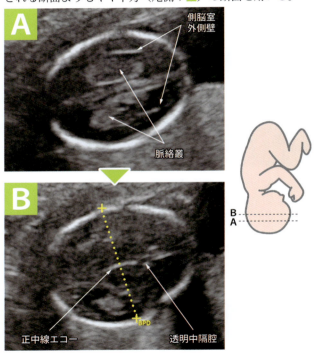

妊娠17週4日

妊娠17週頃になると，頭蓋内構築として透明中隔腔，大脳脚，側脳室，脈絡叢，小脳などが明瞭に描出できるようになる。正しい断面でのBPD計測を心がける。

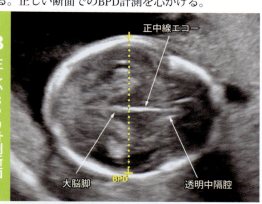

B 正しいBPD計測断面　正中線エコー／大脳脚／透明中隔腔

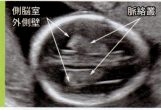

A 脈絡叢が大きく見える断面　側脳室外側壁／脈絡叢

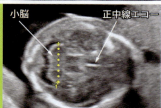

C 小脳の見える断面　小脳／正中線エコー

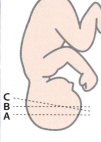

骨盤位

　胎児が骨盤位の場合，頭位の胎児に比べ長頭となっている可能性があり，BPDが小さく計測される時はBPD計測断面と同じ断面で児頭前後径（OFD：occipital-frontal diameter）や児頭周囲長（HC：head circumference）を測定し，発育不全や小頭症などと鑑別する。

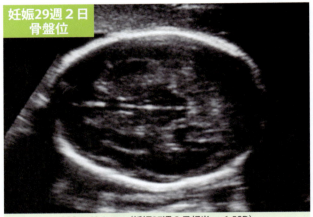

BPD：68.1mm（妊娠27週2日相当，−1.5SD）

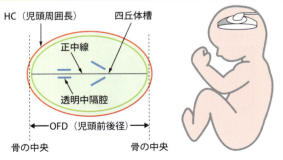

■BPD計測時の正中線エコーの傾き

　BPD計測時にはプローブを左右に振って，正中線エコーが可能な限り水平に描出されるようにする。

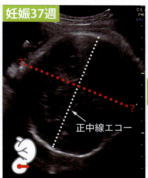

母体の正面から診た頭部
正中線エコーの傾きが強く
正確なBPD計測は困難。

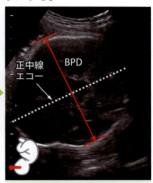

母体の右側から診た頭部
BPD計測が可能となる。

①児の顔面が右後方を向いている場合

　プローブを左（母体の右）に移動し，プローブの左側を腹壁に押し込むようにすれば，正中線エコーが水平に描出される。

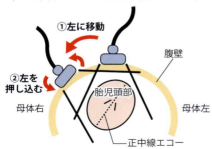

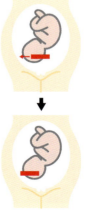

②児の顔面が前方を向いている場合

　プローブを母体の左右いずれかに強く振って、プローブの外側を腹壁に押し込むようにすれば、正中線エコーが水平に描出される。

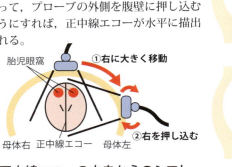

■ 正中線エコーの中央からのシフト

　正中線エコーが頭部の中央にくるようプローブを上下に傾ける。児頭が骨盤腔に下降している場合は検者の左手を用いて児頭を持ち上げると、BPD計測に適した断面を得ることが可能となる。

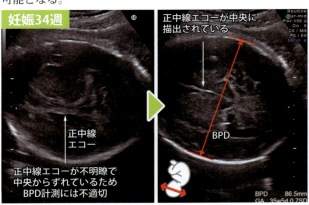

● **正中線エコーが中央に描出できない場合**

　児頭が下降している場合はプローブを恥骨の直上まで移動し，尾側に傾け，下から覗き込むようにすると正中線エコーが児頭の中央に描出できる。

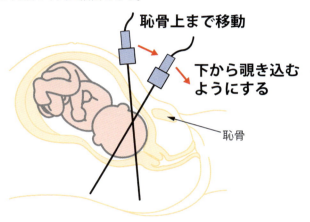

■ BPDの計測の実際
正しい計測断面（妊娠26週）

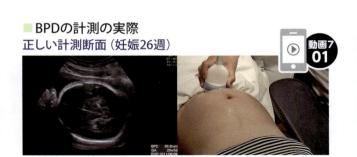

● 小脳あるいは眼窩が描出される場合（妊娠27週）

　小脳や眼窩が描出されないよう，プローブを回転あるいは上下に移動する。

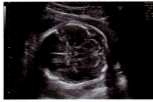 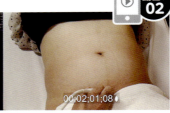

● 正中線エコーの中央からのシフト（妊娠27週）

　正中線エコーが頭部中央に来るようにプローブを上下に傾ける。

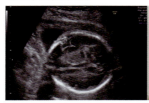 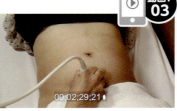

● 正中線エコーの傾き（妊娠27週）

　正中線エコーが可能な限り水平に描出されるようにする。

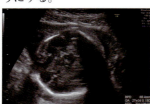 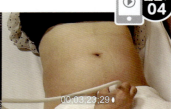

胎児腹部周囲長（Abdominal Circumference：AC）の計測

胎児腹部周囲長は，臍静脈の一部と胃胞が同一断面に描出される断面で計測する。

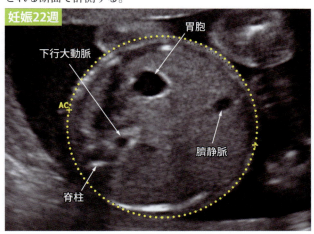

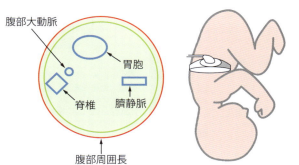

■ 正確な胎児腹部横断面の描出法①

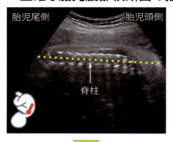

胎児尾側　　胎児頭側
脊柱

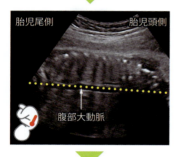

胎児尾側　　胎児頭側
腹部大動脈

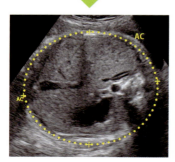

AC

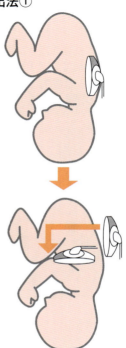

まず胎児矢状断で脊柱あるいは腹部大動脈を画面に水平に描出し，次にプローブを反時計方向に90度回転して躯幹の横断面を描出する。ただし，胎児の胎位がはっきりしている場合はこのプロセスは省略し，直接躯幹横断面を描出してもよい。

■ 正確な胎児腹部横断面の描出法②

　胎児躯幹横断面を描出した後，躯幹の長軸に沿って断面を平行移動して胃胞と臍静脈が描出される断面を描出し，腹部周囲長を計測する。臍静脈は全走行ではなく一部が描出される断面が正しい断面となる。

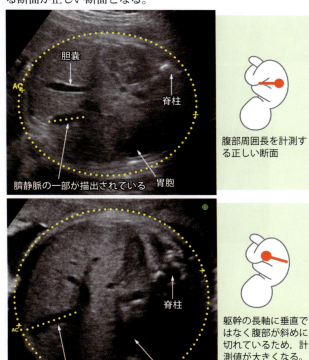

（上図）
- 胆嚢
- 脊柱
- 臍静脈の一部が描出されている
- 胃胞

腹部周囲長を計測する正しい断面

（下図）
- 脊柱
- 臍静脈の全走行が描出されている
- 胃胞

躯幹の長軸に垂直ではなく腹部が斜めに切れているため，計測値が大きくなる。

■ 腹部周囲長計測の正確な断面

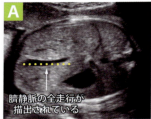

臍静脈の全走行が描出されている

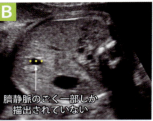

臍静脈のごく一部しか描出されていない

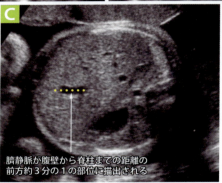

臍静脈が腹壁から脊柱までの距離の前方約3分の1の部位に描出される

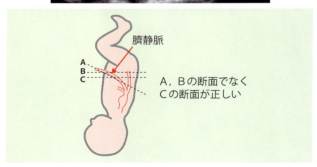

A，Bの断面でなくCの断面が正しい

■ 背前位での計測

　背前位の場合は臍静脈の走行が明瞭に描出できない。この場合，超音波プローブを左右に大きく動かし母体の側方から臍静脈を探すか，脊柱に直交し腎臓より少し頭側の断面でACを計測する。

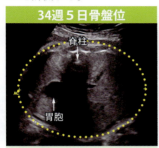

34週5日骨盤位
脊柱／胃胞
胎児腎臓が見える断面より少し頭側の断面

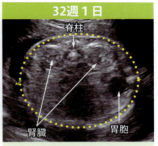

32週1日
脊柱／腎臓／胃胞
胎児腎臓が見える断面

ACの計測の実際
● 妊娠26週

動画7-05

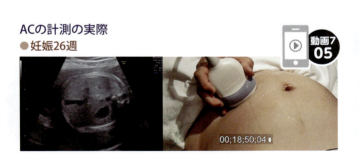

● **妊娠27週**
　頭部横断→胸部横断→腹部横断→腹囲計測

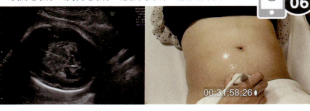

● **妊娠26週**
　頭部横断→腹部横断→下行大動脈の走行確認
→プローブを90度回転し腹部横断を描出

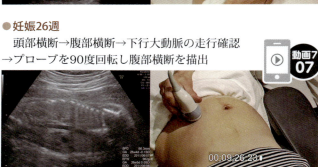

● **妊娠27週**
　矢状断にて脊椎確認→プローブを90度回転
し腹部横断を描出

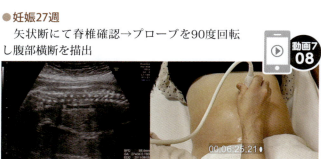

胎児大腿骨長（Femur Length：FL）の計測

　大腿骨の化骨部（エコーの強い部分）両端の中央から中央までを計測する。

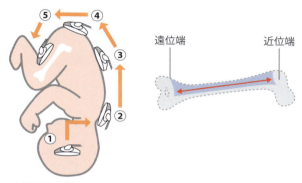

大腿骨を可能な限り水平に描出することで正確な計測が可能。

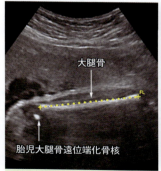

大腿骨が画面に
水平に描出されており
正確な計測が可能。

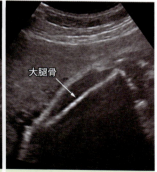

大腿骨が斜めに描出されており
両端が明瞭に描出されず
正確な計測は困難。

■ 大腿骨長の計測とFocus位置

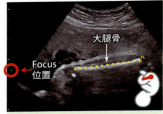
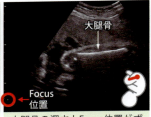

大腿骨と同じ深さにFocus位置を設定すると大腿骨が明瞭に描出され，計測が容易となる。

大腿骨の深さとFocus位置がずれると大腿骨の映像は不明瞭となり，計測しづらくなる。

■ 下肢の超音波画像（妊娠22週4日）

下腿骨は2本描出されるので大腿骨と区別できる。

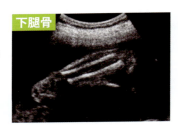

■ FLの計測の実際

妊娠26週

腹部横断→大腿骨の描出
→胎児は膝を抱え込むように位置することが多いため，プローブは母体の横断面より矢状断に近い方向に回転させる必要がある。

動画7 09

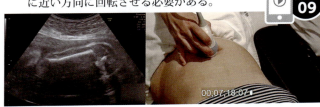

妊娠27週

大腿骨長測定時の大腿骨の傾き
→大腿骨を可能な限り水平に描出する。

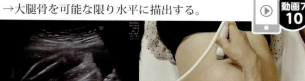

胎児推定体重の評価

胎児推定体重の評価を行う時には出生時体重基準曲線ではなく**超音波推定体重基準曲線**を用いる[4]。

①出生時体重基準曲線は新生児の出生体重を評価する目的で用いられる基準であり，胎児推定体重の評価にこの基準値を用いることには問題がある。

②出生時体重基準曲線は早産児を多く含む出生児の体重を集積して作成されたもので，37週以前の基準値はあくまでも早産に至った児の基準値であり，理想的な子宮内環境の正常発育を必ずしも示しているとは言えない。

③実際に出生時体重基準曲線と超音波推定体重基準曲線を比較すると20〜34週あたりで出生時体重基準曲線が下方に膨らんでいる。

④推定体重の評価に出生時体重基準曲線を用いると早い時期から発症する子宮内胎児発育遅延を見逃す可能性がある。

出生時体重基準曲線[5]

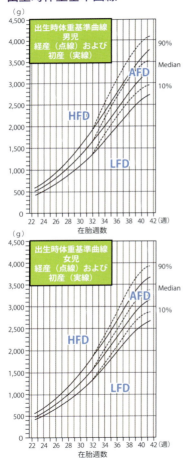

従来,超音波推定体重の評価には出生時体重基準曲線が用いられていたが,出生時体重基準曲線は新生児の出生体重を評価する目的で用いられるものであり,胎児推定体重の評価にこの基準値を用いることには問題がある。

AFD：appropriate for date
HFD：heavy for date
LFD：light for date

■ 出生時体重基準曲線と超音波推定体重基準曲線の相違[4]

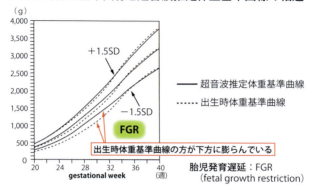

■ 胎児推定体重の評価における注意点[4]

　胎児の発育は妊娠週・日に対する計測値の偏差（SD）で評価し，何週相当の発育・体重であるという記述はすべきではない。

　「○週○日で推定XXXXgであるから△SD」というように評価するのが正しい方法であり，○週○日相当と評価するのは正しくない。

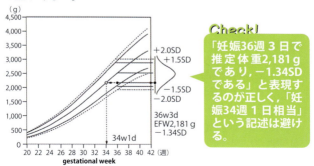

Check!
「妊娠36週3日で推定体重2,181gであり，−1.34SDである」と表現するのが正しく，「妊娠34週1日相当」という記述は避ける。

第8章 胎児の健康状態（well-being）のチェック

主なチェック方法

■ 胎動の自覚（胎動カウント）

　胎動は母体が胎児の健康状態を確認することができる唯一の自覚症状であり，子宮内胎児死亡の場合は数日前より胎動減少を認めることが多いとされている。胎児の運動は中枢神経系の活動を反映しており，その活動性は低酸素症により減少する。

母体による胎動記録法（10回胎動カウント法）

　Pearsonら[1]によるオリジナル法では午前9時から胎動を数え始め10回目の胎動を感じた時刻を記録するとなっているが，最近では妊婦の都合がよく，胎動を認識しやすい時間帯（夜の早い時間，食後，就寝前など）に左側臥位で10回の胎動を感じる時間を計測し記録する。通常20〜30分で10回の胎動を感じるとされている。毎日測定し，通常より長い時間を要する場合は注意が必要となる。

■ 胎児心拍モニタリング
（ノンストレステスト：NST〈Non Stress Test〉）

　胎児の健康状態をチェックする検査として最も多く利用されている検査法であるが，偽陽性率（誤って異常と判断する率）が高い。
　NSTにて細変動が良好であり一過性頻脈を認めれば，胎児が低酸素症になっていない状態，すなわち胎児の状態が良好（reassuring fetal status）であることを示し，その信頼性は

高い。一方，細変動が乏しく一過性頻脈が認められない場合（non reassuring fetal status）は，胎児睡眠サイクル，未熟性，薬剤などの影響が考えられ，睡眠サイクルを考慮すると90分以上の観察や音響刺激などが必要となる。実際，non reassuring fetal statusであっても，その90％が偽陽性であると言われている。

以上のことから，何らかの補助診断が必要である。

■ 超音波検査

超音波検査による胎児発育の計測や形態異常の確認は，胎児の健康状態のチェックとして有用である。また，手足の動きやしゃっくりなどの母体が認識できる胎動以外に，呼吸様運動，嚥下運動，排尿，胎児の表情の変化などさまざまな胎児の行動を観察することが可能であり，胎児の健康状態を把握する有用な所見となる。

超音波検査にて羊水量の計測や臍帯動脈・中大脳動脈の血流計測を行うことにより，さらに詳細に胎児の健康状態を把握することができる。

胎児低酸素症の有無あるいは胎児死亡となるリスクの程度を非侵襲的に評価する方法として，Biophysical Profile Scoreが提唱されている[2]。

胎児生物物理学的プロファイル・スコア（BPS：Biophysical Profile Score）

項目	正常（スコア2点）	異常（スコア0点）
ノンストレステスト	20分間に胎動に伴う一過性頻脈（15bpm以上，15秒以上）を2回以上認める	20分間に一過性頻脈が2回未満
羊水量	羊水ポケットが2cm以上	羊水ポケットが2cm未満
胎児呼吸様運動	30分間の観察で30秒以上持続する胎児呼吸様運動を1回以上認める	30分間の観察で30秒以上持続する胎児呼吸様運動を認めない
大きい胎動	30分間に3回以上の躯幹・四肢の大きな運動を認める（連続する運動は1回と見なす）	30分間の観察で躯幹・四肢の大きな運動が3回未満
胎児筋緊張	30分間の観察で少なくとも1回は躯幹または四肢が伸展し再び屈位となる運動を認める（手掌の開閉運動も筋緊張正常と考える）	30分間の観察で躯幹・四肢が伸展した状態で屈位に回復しない。また手掌は開いたままで閉じない

Manning FA, et al. Antepartum fetal evaluation Development of a fetal biophysical profile. Am J Obstet Gynecol, 136：787-795, 1980.

BPS点数によるリスクと管理方針

スコア	仮死のリスク 臍帯血 pH＜7.25（％）	1週間以内の 胎児死亡率 （/1,000）	管理方針
10点	0	0.565	経過観察
8点 羊水量正常	0	0.565	経過観察
8点 羊水量減少	5〜10	20〜30	36週以上は児娩出 36週未満は2回/週BPS再検
6点 羊水量正常	10	50	36週以上は児娩出 36週未満は24時間以内に再検 8点以上→経過観察，6点以下→児娩出
6点 羊水量減少	＞10	＞50	児娩出
4点 羊水量正常	36	115	同日再検 8点以上→経過観察，6点以下→児娩出
4点 羊水量減少	＞36	＞115	児娩出
2点	73	220	児娩出
0点	100	550	児娩出

Manning FA, et al. Antepartum fetal evaluation Development of a fetal biophysical profile. Am J Obstet Gynecol, 136：787-795, 1980.

BPSの欠点は検査に時間を要すること

 NST所見,胎児呼吸様運動,胎動および筋緊張を胎児ストレスに対する急性変化,羊水量を慢性変化と考える。

 胎児は低酸素症になると器管形成の順番,すなわち筋緊張(7〜8週),胎動(9週),呼吸様運動(20週前後),一過性頻脈(28週前後)と逆の順番にBPSパラメータが消失していく。胎児臍帯血がpH7.2以上の場合,一過性頻脈の消失と胎児呼吸様運動の消失が最初に見られ,pHが7.10〜7.20の場合には胎動と筋緊張が減少し,7.10以下では胎動と筋緊張が消失する。

 これらの所見から,最初に**NSTと羊水量(AFI,羊水ポケット)をチェックし異常を認めた場合のみ,ほかの所見も観察するBPS変法(modified BPS)**が提唱されている[3]。

Check!
胎児の健康状態のチェックにおいては,超音波検査による羊水量の測定が重要であると言える

羊水量の測定

　実際に妊婦の羊水量そのものを計測することは困難であるため，臨床上は超音波断層法で半定量的に計測し評価する方法が考案されている。

■ 羊水ポケット（amniotic fluid pocket）

　妊娠子宮の横断面を描出し，羊水腔に胎児の四肢や臍帯を含まないよう円を描き，描くことができる最も大きな円の直径を羊水ポケットとする。2cm未満を羊水過少，8cm以上を羊水過多と診断する[4]。

●正常例

　羊水ポケットは3.3cmであり羊水量は正常と診断される。

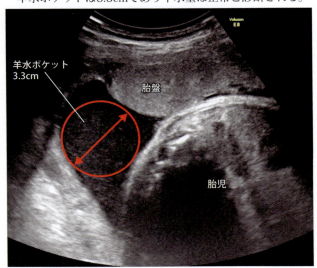

● 羊水過多：妊娠31週
　羊水ポケットは8.9cmであり羊水過多と診断される。

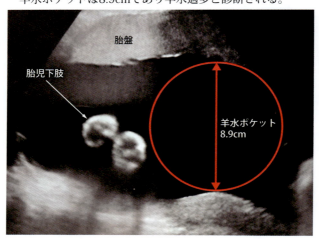

● 羊水過少：妊娠31週
　羊水ポケットは1.2〜1.8cmであり羊水過少と診断される。

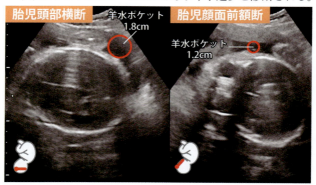

■ 羊水インデックス (amniotic fluid index：AFI)[4, 5)]

　妊娠子宮を臍部を中心に上下左右に4分割し，各々の部分で臍帯や胎児部分を含まない羊水腔の最大深度を測定し，4カ所の値を合計したものを「cm」で表記する。計測時には，プローブは妊婦の長軸に平行かつベッドに対して垂直となるように把持する。

5～8cm未満を羊水過少
20～25cm以上を羊水過多

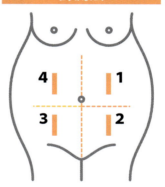

羊水インデックス (amniotic fluid index：AFI) の計測法

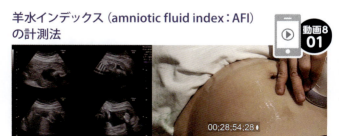

羊水インデックス（AFI）の測定
● 正常例：妊娠27週

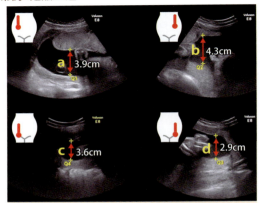

AFI＝a＋b＋c＋d＝14.7cm ➡ 正常

● 羊水過多：妊娠24週

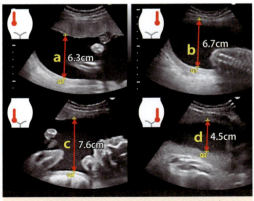

AFI＝a＋b＋c＋d＝25.1cm ➡ 羊水過多

■最大羊水深度（maximum vertical pocket：MVP）

　胎児の四肢や臍帯を含まない羊水腔の最も深い部分の深さを最大羊水深度とする。**2cm未満を羊水過少，8cm以上を羊水過多と診断する。**

　双胎間輸血症候群の診断では羊水量の計測にMVPを用いる[6]（詳細は第4章〈P.49参照〉）。

最大羊水深度（MVP）の測定
● 正常例：妊娠30週

　最大羊水深度は3.3cmであり羊水量は正常である。

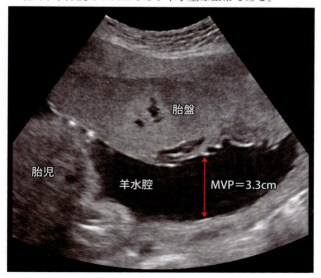

■ 羊水量の異常

妊娠16週以降，羊水の大部分は胎児尿で産生され，羊水量は胎児の排尿と嚥下のバランスで決まる。

■ 羊水過少
羊水過少となる主要原因

妊娠中期	①胎児腎・尿路系の異常→多発性囊胞腎，腎無形成，尿道閉鎖（胎児尿量の減少） ②双胎間輸血症候群（供血児が羊水過少） ③前期破水
妊娠後期	①子宮胎盤循環不全，胎盤機能不全→妊娠高血圧症候群など ②子宮内胎児発育遅延　③過期妊娠　④前期破水

■ 羊水過多
羊水過多となる主要な原因

①胎児先天性疾患（胎児嚥下障害）
　上部消化管閉鎖〈食道閉鎖，十二指腸閉鎖〉，無脳症，
　二分脊椎，水頭症，小顎症，横隔膜ヘルニア，
　染色体異常，胎児胸部や腹部の腫瘤
②母体糖尿病（胎児尿量の増加）
③双胎間輸血症候群（受血児が羊水過多）
④胎児水腫　　⑤特発性（原因不明）

羊水量に異常を認める場合は，胎児発育や胎盤機能不全に注意すると同時に胎児腎尿路系や消化管異常の有無をチェックする必要がある。胎児胃胞と膀胱・腎臓の確認が重要となる。
　胃胞と膀胱の確認については，WEB解説（P.31）参照。
　腎臓の確認については，WEB解説（P.32）参照。
　羊水過少：多発性囊胞腎（polycystic kidney），ならびに

多囊胞性異形成腎（multicystic dysplastic kidney）の画像は，WEB解説（P.39〜41）参照。
　羊水過多：十二指腸閉鎖の画像は，WEB解説（P.43）参照。

■ 胎児の嚥下と排尿

　時間をかけて観察すると…
①胎児の嚥下運動を確認することができる。
②胎児の膀胱の大きさの変化を確認することで，排尿サイクルや尿量を推測することができる。
③タイミングが良ければ，胎児が実際に羊水腔に排尿している状態を観察することもできる。

胎児の嚥下運動

● 妊娠37週　動画8-02

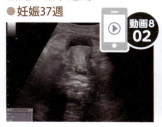

● 妊娠35週　動画8-03

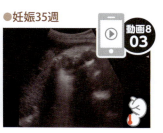

胎児の排尿

● 妊娠33週（男児）　動画8-04

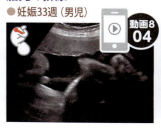

● 妊娠26週（女児）　動画8-05

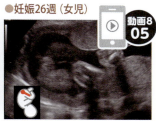

呼吸様運動

呼吸様運動は，妊娠16週頃より確認できるようになり，妊娠週数と共に規則正しい呼吸パターンとなっていく。
　妊娠32週以前…短い呼吸
　妊娠32〜36週…吸気の長い特徴的な運動
　妊娠38週以降…浅い規則的な呼吸

■ 呼吸様運動の増加

REM睡眠時に増加する（眼球運動も増加している）。
深夜から早朝に増加，母体の血糖値の上昇とも相関し食後に増加する。

■ 呼吸様運動の減少

切迫早産の治療薬である硫酸マグネシウムの投与，前期破水，子宮内感染などで減少する。

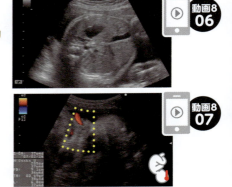

● 胎児の呼吸様運動
（妊娠32週）

● 胎児の鼻息
（妊娠37週）

筋緊張・胎動のチェック

■ 胎動
母体が胎動を自覚できるのは妊娠18〜20週以降である。

● 腕の動き（4D）
妊娠19週

動画8-08　動画8-09

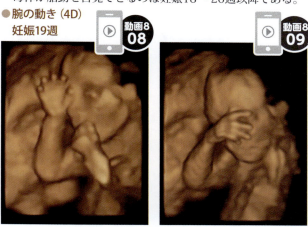

胎児のさまざまな行動・表情

■ しゃっくり（吃逆）

❶ 妊娠20週
（顔面）

動画8-10

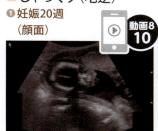

❷ 妊娠36週
（腹部横断面）

動画8-11

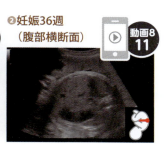

■ おしゃぶり

❶ 妊娠35週 動画8 **12**

❷ 妊娠37週 動画8 **13**

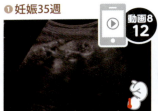
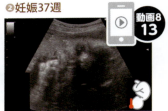

■ あくび

❶ 妊娠29週 動画8 **14**

❷ 妊娠33週 動画8 **15**

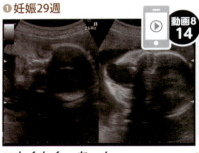
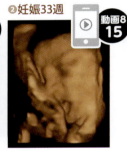

■ もぐもぐ　あーん

● 妊娠35週 動画8 **16**

■ あーん

動画8 **17**

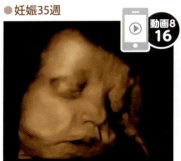
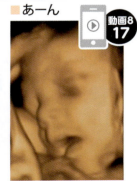

■ まばたき
● 妊娠35週

■ にや

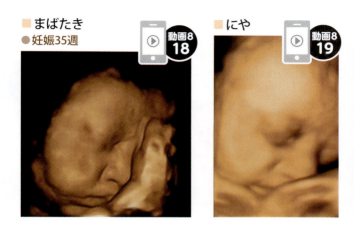

超音波血流計測と胎児発育遅延

■ パルスドプラ法による超音波血流計測（健常胎児）

臍帯動脈血流波形

　健常胎児の臍帯動脈は，血管抵抗が低く，その血流波形は切れ込みが少ない（RI値，PI値が低い）。

● 妊娠40週

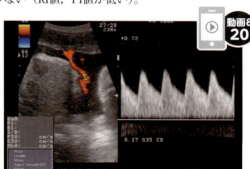

中大脳動脈血流波形

健常胎児の中大脳動脈は，もともと細く血管抵抗が高いため，その血流波形は切れ込みが大きい（RI値，PI値が高い）。

● 妊娠31週

Resistance Index (RI) とPulsatility Index (PI)

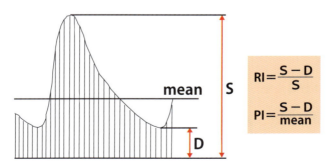

$$RI = \frac{S - D}{S}$$

$$PI = \frac{S - D}{mean}$$

S：収縮期最高血流速度　D：拡張終期血流速度　mean：平均血流速度

臍帯動脈resistence index（UARI）と pulsatility index（UAPI）の推移

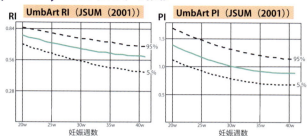

中大脳動脈resistence index（MCARI）と pulsatility index（MCAPI）の推移

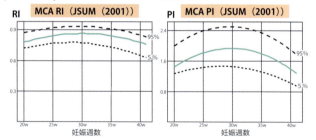

■ 胎児発育不全（FGR）における超音波血流計測
① 臍帯動脈血流波形

　胎盤機能不全によるFGRの場合は，胎盤梗塞などにより胎盤血流抵抗が上昇

　→臍帯動脈血流波形にて拡張期血流速度が低下し，RI値，PI値が上昇する

　高度のFGRになると，拡張期血流の途絶・逆流を認めるようになり，放置すると予後不良のため早期娩出が望ましい。

②中大脳動脈血流波形

　胎盤機能不全によるFGRでは胎児低酸素症により"brain sparing effect"（血流再配分）が起こり，四肢・腸管・腎などの血流が減少し，重要臓器である脳の血流が増加する。脳血管は拡張し拡張期血流速度が上昇し，RI値，PI値は低下する。

FGRにおける臍帯動脈と中大脳動脈の血流波形の変化

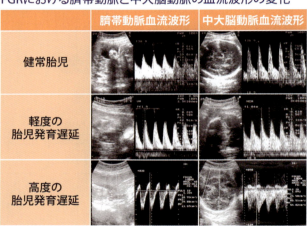

	臍帯動脈血流波形	中大脳動脈血流波形
健常胎児		
軽度の胎児発育遅延		
高度の胎児発育遅延		

■周産期管理に有用なその他の血流計測

子宮動脈血流波形（拡張期のnotch）
- PI，RIの週数に伴う低下が認められない場合や拡張期にnotchを認める場合は，妊娠高血圧症候群や胎児発育遅延を発症しやすい

中大脳動脈最高血流速度
- 最高血流速度の上昇→胎児貧血の診断
  胎児水腫，パルボB19ウイルス感染症（リンゴ病）
  血液型不適合妊娠，母児間輸血などにおける胎児貧血の重症度判定

■ 胎児発育遅延（FGR）における児推定体重計測と血流計測の意義
❶晩期発症型：妊娠高血圧腎症，胎盤機能低下のタイプ
・頭が大きく，体部・下肢の成長不良
・胎盤機能不全が原因となっている
　頭部（BPD）より体部（AC）・足（FL）が小さい。
　血流が重要臓器である頭部に配分され，その他の部分は血流が減少し成長が不良となる。

診断：BPDがAC・FLに比し相対的に大きい。（asymmetric）
　超音波パルスドプラで臍帯動脈の血流抵抗が高く，PI, RIが上昇。重症となると拡張期血流の途絶，逆転を認める
　＝胎盤血流が不良
　超音波パルスドプラで中大脳動脈の血流抵抗が低く，PI, RIが低下＝脳の酸素不足が脳内の血管を開大させ，脳に血液を集中 "brain sparing effect"（血流再分配）

治療：モニタにてnon-reassuring fetal statusとなる可能性が高く，帝王切開となることが多い。

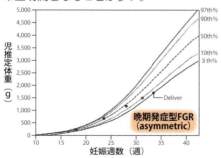

❷早期発症型：胎児自身の成長不全
・体型のバランスがとれている　　・胎児自身の問題
　頭部（BPD）・体部（AC）・足（FL）が全体的に小さい。

診断：BPD・AC・FLは相対的に同じ大きさ。(symmetric)
　　超音波パルスドプラで臍帯動脈の血流抵抗は低く，PI, RIは上昇せず正常＝胎盤血流正常
　　超音波パルスドプラで中大脳動脈の血流抵抗が高く，PI, RIは低下せず正常＝脳の酸素不足はない
治療：モニタにてnon-reassuring fetal statusとなれば帝王切開。通常は経腟分娩。

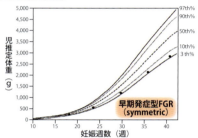

■ FGRの管理および娩出のタイミング

①CTG所見，羊水量　　②母体合併症の悪化
③２週間の胎児発育停止（特に頭部）
④パルスドプラの所見の悪化（臍帯動脈血流拡張末期途絶・逆流，中大脳動脈PI, RIの低下）

　以上を総合的に判断し，児の在胎週数を考慮して娩出のタイミングを考える（妊娠28週を目標に妊娠期間延長を図る）。
　臍帯動脈拡張末期の途絶・逆流所見は高度のFGRに特徴的な所見であるが，必ずしも胎児の低酸素血症を反映しているとは限らないので，この所見単独では急速遂娩の絶対的適応とはならない。分娩時の臍帯動脈血液ガス分析値を正確に反映するのは，パルスドプラ所見ではなく，CTG所見である。

第9章 分娩室での超音波検査

胎児心拍モニター装着時の補助
　装着部位の確認
回旋異常・先進部のチェック
　後方後頭位，反屈位の確認，頭位or骨盤位
　先進部：頭部，殿部，四肢，臍帯
弛緩出血（産後異常出血）
　子宮内腔への血液貯留の程度のチェック
　子宮内反症の有無
　骨盤内血腫形成のチェック
卵膜遺残・胎盤遺残・癒着胎盤
　卵膜遺残・胎盤遺残の確認
　内膜掻爬術，用手剝離術の補助
ポータブルの超音波診断装置の活用

回旋異常の診断

　分娩進行中であるが，まだ顔面が前方を向いている。内診では小泉門が先進しており，後方後頭位と考える。

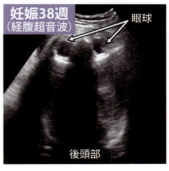

嵌頓胎盤（癒着胎盤疑い）

児娩出後30分経過したが，臍帯牽引にて胎盤娩出せず，超音波ガイド下に胎盤鉗子を用いて遺残胎盤を牽引除去した。

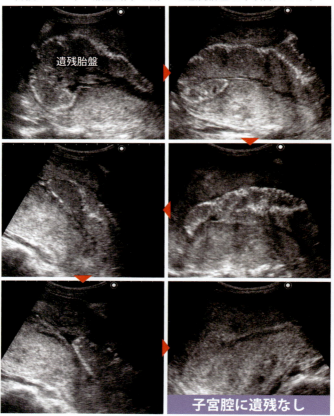

子宮内反症

　妊娠40週4日吸引分娩にて児を娩出。胎盤はスムーズに娩出したが，胎盤娩出後に出血が多く，内診にて腟内に鵞卵大の腫瘤を触知する。経腹超音波検査を施行したところ，子宮底から子宮体にかけて幅の狭い低エコー域を認める。子宮内反症と診断し経腹超音波ガイド下に整復術を施行した。

　経腹超音波にて観察しながら用手整復術を施行することで，安全かつ確実に整復することが可能であった。

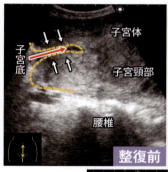

整復前

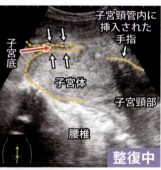

整復中

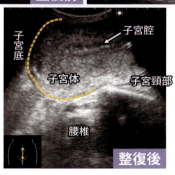

整復後

引用・参考文献

第3章

1）Pandya PP, et al.：Chromosomal defects and outcome in 1015 fetuses with increased nuchal translucency. Ultrasound Obstet Gynecol. 1995；5（1）：15-9.
2）Hyett J, et al.：Nuchal translucency and the risk of congenital heart disease. Obstet Gynecol. 2007；109（6）：1455-6.
3）Molina F, et al.：Frontomaxillary facial angle in trisomy 21 fetuses at 16-24 weeks of gestation. Ultrasound Obstet Gynecol. 2008；31（4）：384-387.
4）日本産婦人科学会編：産婦人科研修の必修知識2004, P.165, 日本産科婦人科学会, 2004.

第4章

1）Quintero RA et al.：Stage-based treatment of twin-twin transfusion syndrome. Am J Obstet Gynecol, 188（5）：1333-1340, 2003.

第6章

1）Iams JD, et al：The length of the cervix and the risk of spontaneous premature delivery. National Institute of Child Health and Human Development Maternal Fetal Medicine Unit Network. N Engl J Med. 1996；334（9）：567-72.

第7章

1）佐藤郁夫：産婦人科検査法 胎児発育・児体重測定, 日本産科婦人科学會雜誌, Vol.53, No.7, P.130～135, 2001.
2）日本超音波医学会用語・診断基準委員会：超音波胎児計測の標準化と日本人の基準値, 超音波医学, Vol.30, No.3, P.415～438, 2003.
3）Shinozuka N, et al：Formulas for fetal weight estimation by ultrasound measurements based on neonatal specific gravities and volumes. Am J Obstet Gynecol. 157, 1140-1145, 1987.
4）篠塚憲男：産婦人科検査法 胎児発育・児体重推定, 日本産科婦人科学會雜誌, Vol.59, No.6, P.168～173, 2007.
5）小川雄之亮他：日本人の在胎別出生時体格基準値, 日本新生児学会雑誌, Vol.34, No.3, P.624～632, 1998.
6）大川朋子他：日母式による推定胎児体重と出生体重の比較検討, 超音波医学, Vol.33, Supplement, P.S469, 2006.

第8章

1）Pearson JF, Weaver JB. Fetal activity and fetal wellbeing：an evaluation. Br Med J, 1：1305-1307, 1976.
2）Manning FA, et al. Antepartum fetal evaluation Development of a fetal biophysical profile. Am J Obstet Gynecol, 136：787-795, 1980.
3）Nageotte MP, et al. Perinatal outcome with the modified biophysical profile. Am J Obstet Gynecol, 170：1672, 1994.
4）日本産婦人科医会学術研修部：研修ノートNo.76 妊娠中・後期の超音波検査, 日本産婦人科医会, 2006.
5）Phelan JP, et al. Amniotic fluid index measurements during pregnancy. J Reprod Med 32：601-604, 1987.
6）林聡, 左合治彦, 千葉敏雄他：TTTSの治療と管理, 産科と婦人科, Vol.73, No.4, P.465～470, 2006.
7）日本超音波医学会用語・診断基準委員会：超音波胎児計測の標準化と日本人の基準値, 超音波医学, Vol.30, No.3, P.415～438, 2003.

著者略歴

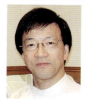

正岡 博（まさおか ひろし）

正岡病院 理事長／超音波診断部 部長
日本超音波医学会 超音波指導医

1954年広島生まれ。1978年岡山大学医学部を卒業。広島市民病院産婦人科部長などを経て，2000年より正岡病院（産婦人科，小児科）に勤務。より安全な分娩を目指して周産期の母児管理に力を注いでおり，特に産科領域では必須の診断法である超音波診断に関して，超音波診断装置が開発された当初より積極的に取り組み，異常妊娠の早期発見や胎児異常の出生前診断に努めている。

動画で確認できる産科超音波検査 ポケットブック

2018年3月24日 発行　第1版第1刷

著者：正岡　博 ⓒ
　　　まさおか　ひろし

企画：日総研グループ　代表：岸田良平　発行所：日総研出版

本部　☎ (052)569-5628　FAX (052)561-1218
〒451-0051 名古屋市西区則武新町3-7-15（日総研ビル）

日総研お客様センター
名古屋市中村区則武本通1-38
日総研グループ縁ビル　〒453-0017
電話 0120-057671　FAX 0120-052690

[札　幌] ☎ (011)272-1821　[仙　台] ☎ (022)261-7660
[東　京] ☎ (03)5281-3721　[名古屋] ☎ (052)569-5628
[大　阪] ☎ (06)6262-3215　[広　島] ☎ (082)227-5668
[福　岡] ☎ (092)414-9311　[編　集] ☎ (052)569-5665
[商品センター] ☎ (052)443-7368

・乱丁・落丁はお取り替えいたします。
・本書の無断複写複製（コピー）やデータベース化は著作権・出版権の侵害となります。
・この本に関するご意見は，ホームページへお寄せください。　E-mail cs@nissoken.com
・この本に関する訂正等はホームページをご覧ください。　www.nissoken.com/sgh

テキストと映像で知識と技を見える化！ 困難事例に対応するDVD付き指南書

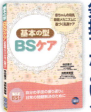
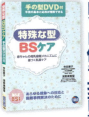

誰がやっても痛くない・よく出る・気持ちがよいケアを！
赤ちゃんのおっぱいの吸い方を倣った乳房ケア

B5判 2色刷
128頁
定価 3,500円+税
（商品番号601835）

新刊
B5判 2色刷 136頁
+DVD（約13分）
定価 4,500円+税
（商品番号601846）

寺田　恵子	母乳育児なんでも相談室・めぐみ助産院 BSケアプロジェクト 主宰 提唱者・開発者
浅野美智留	BSケアプロジェクト 開発者／聖マリア学院大学 看護学部 子育て応援ステーションぽっぽ 開設者

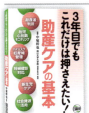

いま注目の「不妊・不育症」「出生前診断」の基本知識も！
現場ノウハウに基づくわかりやすい解説！スタッフ指導にも使える実務書！

監修・執筆
中塚幹也　岡山大学大学院 保健学研究科 教授　ほか
職場復帰支援で成果を上げた28名が執筆！

B5判 280頁　定価 3,200円+税　（商品番号601722）

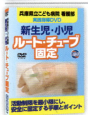

①目的 ②適応 ③観察 ④異常時対応
4つのポイントを押さえた実践を！
活動制限を最小限にし、安全に固定する手順と加減が見てわかる

兵庫県立こども病院 看護部 制作
DVD（約48分）　定価 4,000円+税　（商品番号601759）

日総研　詳しくはスマホ・PCから　商品番号 日総研 601759 検索

電話 0120-054977
FAX 0120-052690（無料）